LE

CHOLÉRA ASIATIQUE

HISTOIRE, ÉTIOLOGIE, SYMPTOMES

ET TRAITEMENT

PAR

W. WAKEFIELD

Médecin en retraite de l'armée britannique
Docteur en médecine, maître en chirurgie de l'Université de Glasgow
Docteur en médecine de la Faculté de Paris

PARIS

A. DELAHAYE et E. LECROSNIER, LIBRAIRES-ÉDITEURS

2, Place de l'École-de-médecine

1883

LE
CHOLÉRA ASIATIQUE

HISTOIRE, ÉTIOLOGIE, SYMPTOMES

ET TRAITEMENT

PAR

W. WAKEFIELD

Médecin en retraite de l'armée britannique
Docteur en médecine, maître en chirurgie de l'Université de Glasgow
Docteur en médecine de la Faculté de Paris

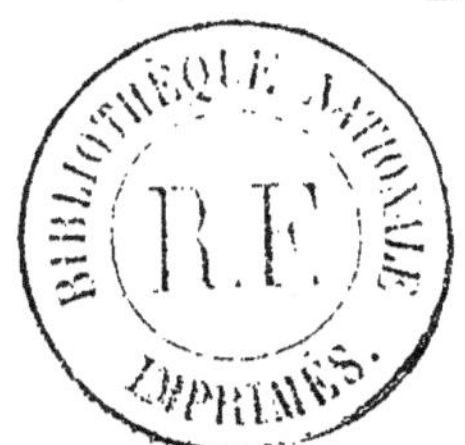

PARIS

A. DELAHAYE et E. LECROSNIER, LIBRAIRES-EDITEURS

2, Place de l'École-de-médecine

1883

INTRODUCTION.

Parmi les nombreuses maladies qui affligent l'humanité, il n'en est peut-être pas une qui, dans ces dernières années, ait plus attiré l'attention et concentré les études sérieuses des observateurs que ce cruel fléau appelé le choléra asiatique ou choléra épidémique vrai, si distinct de la forme sporadique ou atténuée de l'affection, le choléra nostras, que l'on peut observer n'importe où et en toutes circonstances. Bien qu'elles aient certains points communs, ces deux formes ne sont point identiques. C'est dans les cinquante dernières années de ce siècle que, franchissant les limites de son vaste empire, toute la région orientale de l'hémisphère terrestre, il s'avança vers l'Occident et, sans y borner ses ravages, traversa même la profonde et vaste immensité de l'Atlantique pour aller jeter la terreur et la désolation sur les villes et les villages du Nouveau-Monde. Considérant l'importance de ce sujet qui intéresse un si grand nombre de créatures humaines, on ne s'étonnera pas de rencontrer chez tous les peuples civilisés des ouvrages à la fois théoriques et pratiques sur les causes et le traitement d'une maladie dont les ravages semblent s'étendre chaque année d'une façon plus formidable. Malgré les efforts assidus et bien dirigés de nos confrères, l'origine et la propagation du fléau restent un mystère qui paraît défier les efforts les plus assidus. Aussi, c'est avec une certaine hésitation que je me hasarde à entreprendre ce travail, en présence du nombre considérable de gens compétents qui ont déjà rendu compte de leurs idées et de leurs expériences sur ce sujet, d'autant plus que je ne puis ajouter aucune théorie nouvelle relativement aux progrès et à l'origine de la maladie. Mais, ayant passé plusieurs années de ma vie dans l'Inde anglaise, « séjour de prédilection du choléra », et ayant été chargé, dans plusieurs graves épidémies, de donner mes soins à la fois aux Européens et aux indigènes, je puis, sans réclamer le mérite de la nouveauté pour les pages qui vont suivre, offrir leur contenu à mes lecteurs comme un résumé succinct de l'histoire, l'étiologie, la symptomatologie, le traitement de cette intéressante maladie, présentés sous certains points de vue pratiques, d'après les remarques de plusieurs observateurs consciencieux et mes propres expériences.

W. WAKEFIELD.

Villa Baudrand,
    6, boulevard de la Buffa,
        Nice.
Février 1883.

LE
CHOLÉRA ASIATIQUE

HISTOIRE, ÉTIOLOGIE, SYMPTOMES

ET TRAITEMENT.

PREMIÈRE PARTIE

CHAPITRE PREMIER.

HISTOIRE.

Origine de la maladie. Rapports entre la propagation du choléra et les voies commerciales de l'Inde. Ancienne voie : Cap de Bonne-Espérance. Voie du canal de Suez. Etat ancien de l'Inde. Propagation du choléra par les anciennes et les nouvelles voies. Route habituelle du choléra en Europe.

Origine de la maladie. — Tout le monde s'accorde à placer le berceau de cette affection en Asie, d'où le nom de choléra indien. Aujourd'hui, comme autrefois, l'embouchure du Gange et du Bramapoutre sont des centres d'origine et de propagation. Bien qu'on n'en trouve point la preuve dans les anciens documents indiens, on peut néanmoins l'établir sur ce fait que, depuis la moitié du siècle dernier, époque à laquelle remonte l'histoire authentique du choléra, le début a eu lieu invariablement dans ces mêmes endroits.

Ce point est intéressant, puisqu'il nous met en mesure de rendre plus solides et d'affermir nos connaissances actuelles sur la nature et le progrès de cette terrible affection, et d'examiner ses traits caractéristiques toutes les fois qu'on l'a constatée. Ainsi donc, on peut suivre sans difficulté la marche des épidémies de choléra en Europe et dans leur pays d'origine. De plus, nous pouvons nous faire une idée de leur existence avant notre époque, malgré l'obscurité dans laquelle nous laissent les écrivains hindous à ce sujet.

Rapports entre la propagation du choléra et les voies commerciales de l'Inde. — Tout, actuellement, tend à montrer que l'histoire du choléra asiatique et de sa propagation est liée aux relations commerciales qui, depuis longtemps, existent entre l'Europe et l'Hindoustan. La connaissance des principales routes de l'Inde permet de comprendre comment, de temps à autre, de véritables explosions ont pu se produire sur les continents asiatique, européen et américain.

Anciennes voies. Cap de Bonne-Espérance. — Jetons un coup d'œil rapide sur les grandes voies commerciales. Dans l'antiquité, en l'an 70, Pline mentionne dans ses écrits le chemin de la mer Rouge pour revenir de l'Inde. Cette route, suivie par les Grecs et les Egyptiens, était parcourue en une année environ, et ce temps était bien certainement employé aux échanges commerciaux le long du littoral. Après la conquête de l'Egypte par les Mahométans en 640, cet état de choses cessa, la route fut barrée à tous les chrétiens, et toutes les relations entre les Européens et les indigènes de l'Hindoustan furent supprimées. Vers la moitié du xiiie siècle seulement, on commença à recevoir quelques nouvelles de cette intéressante contrée. Par l'intermédiaire du Tigre et de l'Euphrate, on utilisa les routes du golfe Persique jusqu'aux bords de l'Asie-Mineure, ainsi que les passages de l'Inde par l'Afganistan jusqu'à l'Oxus et la voie directe par Kandahar, Hérat, la Perse, jusqu'à la mer Caspienne et la mer Rouge.

Une route sur laquelle nous devons appeler l'attention a été suivie, depuis des temps reculés, par les caravanes qui, venant du nord de la Chine, passaient au sud du grand désert de Gobi, traversant la rivière Jaune jusqu'au Kokand et à Jarkund. Une autre, non moins importante, allait de la Chine à Kashgar. Au sud, un chemin conduisait à la rivière Bleue jusqu'à Lassa, ou encore par la vallée du Bramapoutre à Leh, Kashmir, Balk jusqu'à l'Oxus, dans la mer Caspienne, et même plus directement en suivant l'Indus jusqu'à Balk par Kaboul et la région du nord jusqu'à Bokhara, Khiva, et de là à Novgorod. A côté de ces routes, beaucoup d'autres moins directes étaient suivies par

des caravanes constamment retardées par les luttes
incessantes qu'elles avaient à soutenir contre les peu-
plades turbulentes qu'elles devaient traverser. Un
événement important vint changer entièrement les
relations commerciales entre l'orient et l'occident, ce
fut le voyage de Vasco de Gama à la côte de Malabar,
et son heureux retour à Lisbonne en l'année 1498. Dès
ce jour, personne ne put lutter avec les Portugais jusqu'à l'époque où les Anglais, ayant perfectionné leurs
constructions navales, abrégèrent encore la route de
trois ou quatre mois en passant par le Cap.

Route par l'Egypte et Suez. — Cela dura jusqu'au
moment où fut réouverte l'ancienne voie par l'Egypte,
et un service régulier fut établi de Bombay et Calcutta
à la mer Rouge, à Suez et à la Méditerranée par trans-
bordements. Enfin, avec la création du canal de Suez,
un trafic, dont l'extension a été constamment croissante, s'établit entre l'orient et l'occident.

Sans doute, il est malaisé de se rendre déjà un
compte exact de l'importance de ces voies commerciales, mais on la comprendra mieux à mesure que
nous arriverons à la propagation et au développement
du fléau dans nos contrées européennes. « Mais, nous
objectera-t-on tout d'abord, si le choléra existait aux
Indes, pourquoi n'a-t-il jamais provoqué d'épidémie
en Europe avant 1832? » Pour répondre, nous n'avons
qu'à considérer soigneusement ce que nous avons dit
déjà relativement aux voies commerciales, et ensuite
les conditions de la contrée et des indigènes avant
l'apparition des navigateurs.

Etat ancien de l'Inde. — Examinons d'abord ce dernier point. Nous nous trouvons en présence d'un pays, borné du côté du continent par le grand Himalaya, habité par un peuple rivé à son sol, et n'ayant de rapports sociaux avec les étrangers que d'une façon extrêmement limitée. « C'est un monde à part. » Chez une nation descendant de la grande famille Aryenne, ainsi protégée contre les invasions, et que les préjugés religieux empêchent de tenter les voyages maritimes, la vie politique et sociale a été tranquille et prospère. Elle fut de plus en plus oubliée et inconnue des autres branches de la même famille, que d'incessantes migrations éloignèrent peu à peu du berceau des races primitives. En admettant l'existence du choléra à l'époque lointaine dont nous parlons, on comprend que l'isolement de là contrée ait prévenu son extension. Puis les navigateurs qui, à diverses époques, suivirent, pour leur commerce, les routes précédemment signalées, n'allèrent très probablement pas plus loin que le littoral, et ne furent pas en contact avec la masse de la population.

C'est à une époque assez rapprochée que le premier Européen, le premier blanc, se risqua dans l'intérieur. Les historiens grecs et romains n'offrent aucun détail sur les Indes et, d'après les ouvrages de Ptolémée, on voit seulement qu'Alexandrie était le centre du commerce entre les deux contrées.

Propagation du choléra par les anciennes et les nouvelles voies. — Examinons le rapport qui existe entre les voies nouvelles et les anciennes. Les nombreux chemins qui, d'une manière très indirecte, avec des détours multiples, établissaient la communication entre l'Inde et l'Occident, justifiaient la proposition suivante : « Il est hors de doute que le choléra ne fît jamais autrefois son apparition en Europe, comme dans les temps modernes, à cause de la difficulté des communications existant entre les deux pays. » Ensuite, quand la route du Cap fut suivie par les vaisseaux, le danger ne fut pas encore bien grand, vu la difficulté de transmettre la maladie à des personnes en bonne santé, après un voyage d'un mois de durée. Mais les bateaux à vapeur vinrent changer le caractère de la navigation, et les conditions s'en trouvèrent entièrement bouleversées par ce fait « que des communications rapides s'établirent entre les deux régions ».

Marche habituelle du choléra en Europe. — Il paraît hors de doute que la course suivie ordinairement par le choléra, dans sa marche sur l'Europe, a été soit par l'Egypte en venant de la Mecque par la mer Rouge, soit par les rivages du golfe Persique jusqu'à l'Euphrate, au Tigre, ou la Turquie, ou bien encore la maladie a pris le chemin d'Astrakan, d'Alep jusqu'aux possessions turques en Europe.

En somme, c'est par ces deux grandes voies de l'Egypte et de la Turquie que l'épidémie s'est propagée dans ces dernières années par les différentes lignes de bateaux qui unissent les divers ports. Bien que l'on ait soutenu que le choléra n'avait jamais été propagé par les bateaux ordinaires qui ne font que passer, il est bien certain que des pélerins venant de la Mecque et traversant la mer Rouge ont contribué à sa diffusion. Et même maintenant, malgré les précautions extraordinaires qui sont prises pour éviter l'extension du fléau, après avoir dévasté Aden, il continue ses ravages sur la Mecque et décime les croyants à l'époque des pèlerinages. Insister davantage sur l'extension de la maladie dans les différentes contrées de l'Occident serait en ce moment inutile, puisque le mal suit les hommes dans leurs divers voyages. Nous étudierons cette question en décrivant les principales épidémies. Rien ne nous intéresse plus à l'heure actuelle que sa distribution en dehors du pays où il règne d'une façon endémique, à cause des moyens que l'on doit mettre en usage pour le prévenir et empêcher son développement. En Europe, aussi bien que dans les autres parties du monde dans lesquelles cette maladie terrible s'est produite, elle suit les migrations humaines de place en place, et c'est un fait remarquable que dans tous les cas où le choléra s'est étendu au delà du Delta du Gange, confins des pays où il règne continuellement, il a gagné d'abord le Bas-Bengale, s'avançant à l'ouest en suivant le bassin de la rivière, jusqu'à Nagode et Saugur, et de là jusqu'à la Présidence de Bombay ou encore par Cawnpore, Agra, Muttra et Delhi, et les provinces du Nord-Ouest jusqu'au Punjab.

CHAPITRE II.

Origine du choléra dans l'Inde et sa généralisation à travers l'Europe au siècle actuel. Ancienneté du choléra. Les plus anciens documents sur son origine. Epidémie indienne de 1817 à 1822. Epidémies Indo-Européennes de 1826 à 1834. Le choléra à Orenbourg, Moscou, en Egypte, en Pologne, en Allemagne, en Angleterre, en France, en Amérique, en Espagne et en Portugal. Fin de la grande épidémie. Epidémie de 1845. Le choléra à Paris. Le choléra dans les pays scandinaves et en Suisse. Epidémies des dernières années. Immunité de certaines contrées.

Ancienneté du choléra. — A vrai dire, il est impossible de retrouver dans les écrits orientaux quelque indice de l'histoire ou des progrès de l'affection, sauf quelques vagues allusions dans les ouvrages des anciens écrivains sanscrits à propos d'une maladie appelée *mordre* ou *haïza*, qui paraît avoir présenté des symptômes identiques à ceux du choléra sporadique, et nous savons de plus que, dans certaines parties du bas Bengale, les indigènes ont depuis longtemps adoré la déesse du choléra, sous le nom de Oola Bebee, d'où nous pouvons conclure que le mal doit avoir sévi jadis avec violence, sans quoi on n'eût point trouvé nécessaire de le déifier.

Les plus anciens documents sur son origine. — C'est à l'époque où les Portugais eurent trouvé les moyens de franchir la barrière qu'établissaient, entre l'Inde et les autres contrées, les Mahométans d'Egypte et de Perse, que nous commençons à apprendre quelque chose sur l'Hindoustan. Un européen, Gaspard Correa, a laissé sous ce titre : « *Lendas da India* » une ancienne et curieuse description de ces contrées. Nous y voyons décrite d'une façon claire et précise une affection qui paraît être le choléra asiatique tel que nous le connaissons et qui se produisit en l'année 1503 dans l'armée de Zamaryn, le souverain de Calicut.

Un médecin anglais, le D' Paisley, qui observait à Madras en 1774, fit remarquer que la maladie est souvent épidémique parmi les indigènes. Depuis cette époque, divers autres observateurs ont mentionné le fait et constaté la présence de l'affection en différents endroits ; mais, comme ils l'ont habituellement classée parmi les maladies sporadiques, et même confondue avec certaines formes graves de la malaria, nous ne devons pas être surpris de ne pas trouver de bonne description avant l'année 1817, époque où la nature du mal fut pour la première fois fort bien reconnue. C'est de ce moment que date la première épidémie qui devait se répéter tant de fois et jeter pendant des années le chagrin et la désolation sur presque toutes les parties du globe.

Épidémie indienne de 1817. — Elle débuta à Jessore, ville du delta du Gange, le 19 août 1817, s'étendit rapidement dans l'Inde anglaise, atteignit Calcutta un mois après son apparition, et dans cette populeuse cité produisit une mortalité considérable. Bien qu'il soit difficile d'indiquer, même approximativement, le nombre de ses victimes, on l'évalue à environ un demi-million d'individus à la fois européens et indigènes.

1818. — En 1818, le choléra régna de nouveau dans le Bengale, frappant des districts qui avaient jusque-là échappé à ses atteintes, et avec une rapidité qu'il est difficile d'expliquer, il gagna au nord le Népaul en franchissant les hautes montagnes qui séparent cette contrée de l'Inde, tandis qu'à l'ouest il ravageait la côte de Malabar, et au sud celle de Coromandel. Une autre particularité de l'épidémie de cette année-là, c'est qu'elle se propagea jusqu'à Malacca, si bien qu'elle couvrait une étendue de 30 degrés de longitude s'étendant de l'équateur au 20° degré anglais de latitude.

1819. — En 1819, il sévit moins fortement sur l'Inde, mais, traversant la mer, il éclata à Ceylan, Pinang et Port-Louis dans l'Ile de France où, sans aucun doute, des navires l'avaient transporté. Quoique moins meurtrier cette année-là que les années précédentes, son extension fut plus grande, puisqu'il couvrit un espace de 40 degrés en latitude avec 50 en longitude.

1820-23. — L'année suivante, le Bengale fut encore attaqué, mais en 1821 la maladie commença à remonter la côte du golfe Persique et, en 1822, tout en régnant encore dans l'Inde, elle progressa du côté de la Syrie et de la Mésopotamie, envahissant en 1823 l'empire Birman et la Chine. Puis, pendant les trois années suivantes, il y eut comme un moment de repos,

le fléau se cantonnant dans les lieux où il était endémique.

1826-34. — Vint alors une nouvelle phase dans la
généralisation du mal qui devait absorber l'attention
de toutes les nations de l'occident et aussi du nouveau
monde, car c'est alors que débuta la grande épidémie
du choléra Indo-Européen de 1826 à 1834, qui s'étendit sur l'Europe et sur le continent Américain.

C'est en avril 1826 qu'elle prit naissance dans le
Bengale, et poursuivit sa course rapide vers le nord-
ouest le long des rives du Gange, s'arrêtant aux
approches de l'hiver, mais reprenant dès l'année suivante sa marche avec un redoublement de violence vers
Kashgar, Kabul et Orenbourg aux limites extrêmes
de l'Europe. Cette dernière ville importante est un
centre de commerce, d'une part avec Bokhara, Khiva
et de l'autre par Nijni-Novgorod avec la Russie de
l'est. Aussi, en 1830, cette cité fut également atteinte
et les montagnes du Caucase n'opposant plus de barrière aux progrès de la maladie, depuis la Perse et
Téhéran où elle était en plein développement, on vit
s'affirmer la tendance du choléra à s'étendre dans la
direction de l'Europe.

Progrès du choléra en Europe. — Suivant les rives
du Volga il se dirigea à la fois vers le Nord et vers
l'Ouest, frappant les principales villes du grand empire Russe, Sébastopol, Odessa, Saratow et malgré les
cordons sanitaires atteignit Moscou.

1831. — L'année suivante la Russie en ressent encore les atteintes, mais c'est surtout à la Mecque, à Médine qu'elle cause les plus épouvantables ravages, pénétrant dans la Syrie et l'Egypte et remontant le Nil.

Constantinople, Smyrne étaient également infestés quoique à un moindre degré.

Puis nous la voyons se rapprocher de l'Angleterre, au sud elle gagne la Moldavie, au nord la Pologne et Varsovie, se promène par les villes prussiennes de Kalish, Custrin, Francfort et à la fin d'août faisait son apparition à Berlin qu'elle quittait vers le mois de décembre. En octobre on signalait successivement le choléra à Breslau, en Silésie, en Hongrie, à Vienne, tandis qu'au Nord, Magdebourg et Hambourg étaient infestés.

De cette dernière ville, il se transporte par mer le 26 octobre 1831 à Sunderland sur la côte orientale de l'Angleterre et bientôt se propage dans les îles de la Grande-Bretagne.

1832. — D'Angleterre, il fut amené en France en mars 1832 et bientôt sévit sur Paris avec une intensité extraordinaire, détruisant un 43° $\left(\frac{1}{43}\right)$ de la population. Vers le milieu de l'année, le choléra, après avoir traversé l'Océan atlantique, se déclara dans l'Amérique du Nord et le Canada où des émigrants venant de Dublin à destination de Québec l'avaient apporté.

1833, 34, 35, 36, 37. — En 1833 et en 1834 il s'avança jusqu'en Espagne et en Portugal, l'Italie, Malte et une partie de l'Afrique. Pendant les trois années suivantes jusqu'en 1837, il continua, bien que d'une façon moins sévère, à décimer l'Europe et Alger.

Fin de l'épidémie. — A cette époque se place la fin de la grande épidémie universelle, et, depuis 1834, l'Europe a joui d'une paix relative, tandis que l'Inde n'en continuait pas moins à être éprouvée de temps à autre par des épidémies d'une plus ou moins grande intensité.

1845-49. — En 1845 particulièrement, elle fut surtout ravagée, ainsi que Kaboul, Bokhara et même la Perse et l'Arabie en suivant un ordre analogue à celui que l'on avait déjà observé dans l'épidémie de 1826 à 1834. A cette époque le choléra vint de Hambourg en Angleterre et de là en France précisément de la même manière qu'à la première invasion. En mars 1849, il fondit sur Paris et dura environ neuf mois, pendant lesquels l'intensité de la maladie fut fortement marquée, particulièrement en certains endroits, tels que la Salpêtrière, l'hospice de la vieillesse (femmes), où, sur un total de 5000 pensionnaires, il en périt un cinquième.

Cette seconde grande épidémie présenta beaucoup d'analogie avec la première et passa presque insensiblement.

1850. — Avant la fin de l'année 1850, elle apparut de nouveau en Perse et, revenant vers le Vieux-Monde, se jeta sur les contrées scandinaves et la Suisse qui jusque-là avaient été exemptes du cruel fléau.

1854. — En 1854, le choléra fit encore son apparition en France et en Angleterre, et nous ne ferons que mentionner les ravages qu'il produisit pendant la guerre de Crimée.

Epidémies des dernières années. — Dans les dernières années, le choléra a éclaté dans plusieurs points du centre et du Nord de l'Europe. Une épidémie de peu de gravité eut lieu en 1863-64, s'étendant depuis le Bengale et Bombay jusqu'à l'Afrique, l'Arabie, l'Europe et aussi l'Amérique. Depuis lors on a vu survenir un certain nombre de cas en quelques-uns des endroits déjà signalés, mais jamais la maladie n'a revêtu le caractère épidémique qu'elle avait lors des vingt-cinq premières années de l'existence du fléau en Europe ; enfin elle a reparu pour la dernière fois en 1866.

Malheureusement il n'en est pas de même pour l'Orient et il ne se passe pas d'année sans qu'on le voit se développer dans les diverses contrées de l'Hindoustan avec une plus ou moins grande intensité.

Nous avons donné un aperçu de la marche de la maladie jusqu'à notre époque, une vue rétrospective du chemin qu'elle a parcouru dans les différents points du globe sous sa forme épidémique. Quant aux contrées qui en ont été jusqu'ici exemptes, elles doivent leur immunité en partie à leur isolement relatif, en partie à des conditions accidentelles, car il est bien possible que certaines conditions du sol, par exemple, puissent s'opposer au développement du germe cholérique en différents endroits.

Un fait, en tous cas, est certain. L'Inde est le séjour de prédilection du choléra et si le fléau est sorti de son pays d'origine, ce sont les communications commerciales entre son foyer et les différentes autres régions qui ont contribué à le propager. Bien que les Européens et autres n'aient pas à remercier les Indous de leur avoir communiqué cette terrible maladie, il nous est impossible d'établir comment on aurait pu empêcher son extension.

Actuellement nous espérons que les mesures sanitaires empêcheront le renouvellement de telles épidémies, et il est à espérer que le choléra restera dans les limites du pays qui lui a donné naissance.

DEUXIÈME PARTIE

CHAPITRE III.

ÉTIOLOGIE.

Nature du choléra asiatique ; théories émises sur son origine et sa propagation. Analogie avec la fièvre. Théories sur le poison spécifique. Théorie du contage vivant ou animé. Propagation du virus des maladies. Choléra, maladie contagieuse. La théorie parasitaire. Expériences sur la culture des spores du germe cholérique. Origine du choléra. Maladies contagieuses des plantes. Choléra dans son siège endémique. Description du siège endémique du choléra.

Le choléra, maladie contagieuse. — On comprend sous le nom de maladies contagieuses tout ce groupe d'affections qui, d'après nos présomptions, prennent leur origine dans l'infection de notre organisme par certaines matières empoisonnées et qui se distinguent principalement des poisons ordinaires par ce fait qu'elles peuvent, dans certaines circonstances particulièrement favorables, se reproduire à l'infini.

On a reconnu depuis longtemps que le choléra appartenait à cette classe de maladies désignées sous le nom de maladies zymotiques et qui embrassent des maladies endémiques, épidémiques, contagieuses, dues à une atmosphère viciée par les miasmes paludéens, aux poisons spécifiques se communiquant soit par le contact direct, soit par l'air ambiant, soit par les animaux malades, soit par la génération, soit enfin par les parasites et les organismes inférieurs.

Théories relatives à l'origine et à la propagation. Le sang empoisonné. — On a formulé maintes théories sur l'origine, la cause et la propagation du choléra.

La cause principale du choléra est assurément un poison. Comme ce poison se répand de son lieu d'origine sur des pays absolument dissemblables sous le rapport des mœurs et des coutumes de la population, il ne peut s'agir que d'un poison spécifique. Aussi une des théories les plus anciennes et le plus généralement admises prétend-elle qu'une certaine quantité de ce poison a été absorbée et que le sang en a été infecté. Après un certain laps de temps, cette affection produit une maladie du sang, qui en s'augmentant dans d'énormes proportions dans le corps vivant, agit en provoquant des manifestations intestinales et des phénomènes d'asphyxie, car les vomissements et la diarrhée ne sont que les efforts faits par l'organisme pour expulser le poison.

Symptômes caractéristiques du choléra. — Le symptôme le plus caractéristique de cette maladie est l'immense évacuation de liquide du canal alimentaire et c'est sur ce point que s'est concentrée, dès le début, l'attention de tous les observateurs. On supposait que ce liquide était analogue au sérum du sang, lequel, dépouillé de son eau, circulait avec difficulté et finissait par s'arrêter non seulement dans les capillaires, mais aussi peu à peu dans les gros vaisseaux. Alors s'ensuivait une absorption de l'eau des tissus pour réparer la perte du sérum du sang, d'où cet aspect rétréci des organes qu'on observe généralement. Les capillaires du poumon ne peuvent plus donner passage au sang devenu trop épais pour y circuler librement, et c'est de là que provient leur état exsan-gue et d'autre part l'aération incomplète du sang. Cette dernière circonstance explique la calorification défectueuse et le froid qui en résulte. L'absence du sang dans ces capillaires occasionne cette sensation de suffocation qui peut aller très loin, et la débilité de la voix qui, selon toute apparence, a sa source dans la faiblesse des organes respiratoires, qui ne sont pas à même de faire passer dans le larynx une colonne d'air suffisamment forte pour produire un son normal.

Cette théorie de la maladie peut s'appliquer à toutes les observations exprimées sur les effets produits dans le sang par le poison spécifique. Elle est restée la même, en somme, jusqu'à maintenant, quoique les opinions sur la cause première de la maladie aient complètement changé. Bien que, d'après celles-ci, le sang ne soit atteint que d'une façon secondaire, la pathogénie des diverses lésions n'en est pas modifiée.

Difficulté de trouver une théorie satisfaisante. — Il est évident qu'une grande variété d'opinions a dû régner au sujet de la pathologie, car il était diffficile de trouver une explication qui se rapportât également à ses formes habituelles, ses formes progressives et aux cas plus rares et plus subits dans lesquels l'affaissement paraît se déclarer dès le commencement. Dans le premier cas, l'attention s'est concentrée surtout sur les grandes évacuations aqueuses ; dans le second, la rapidité de l'attaque a été le trait distinctif qui a suggéré l'idée d'un trouble profond dans le système nerveux ou le système circulatoire ; de là la diversité de vues et d'opinions qui s'est manifestée jusqu'ici chez ceux qui se sont occupés de ce sujet.

Théories formulées. — De cette manière, tandis que les uns envisageaient les symptômes comme déterminés par l'absorption d'un poison irritant, les autres les attribuaient à l'affaiblissement de la contraction du cœur ou au ralentissement de la circulation.

Théories de Delpech, Foy et Broussais. — Delpech localisait la maladie dans le grand sympathique, Foy dans la moelle épinière, tandis que Broussais voyait en elle une affection inflammatoire du canal intestinal.

Théorie de Rochoux. — Rochoux, se plaçant au point de vue qui est peut-être le plus scientifique, a défini le choléra comme provenant d'une altération du sang par un agent nuisible, qui semble porter de préférence sur les nerfs de la circulation et de la respiration, ainsi que sur la muqueuse de l'intestin.

Théorie de Gull. — Gull, dans son rapport au Collège des médecins, a émis l'idée qu'une lésion importante de la circulation a lieu dans les intestins et qu'il y a une relation entre cette lésion et l'état du cœur; il supposait un poison spécifique agissant sur les centres ganglionnaires nerveux ou sur les membranes muqueuses des intestins : cette théorie de l'altération du système nerveux semble être devenue très populaire en France.

Analogie avec la fièvre, avec les fièvres malignes indiennes. — L'analogie qui existe entre une attaque de choléra et un accès de fièvre grave s'est présentée d'elle-même à beaucoup d'esprits et on a souvent fait la comparaison entre eux, tandis que certains auteurs français citent une autre analogie plus frappante encore qui existe entre le choléra et la fièvre algide qui semble provenir de miasmes. Il est certain que l'on rencontre, dans plusieurs parties de l'Hindoustan, une fièvre née des miasmes végétaux ; cette fièvre y sévit à un degré tellement intense que presque immédiatement l'état d'affaissement se produit après une série de symptômes qui ressemblent beaucoup à ceux d'une attaque de choléra ordinaire, mais elle est annoncée régulièrement par un frisson et les évacuations ne possèdent pas cet aspect caractéristique de l'eau de riz que donne le vrai choléra. Néanmoins il existe entre ces deux maladies des analogies suffisantes pour échafauder une théorie très acceptable et très commode pour ceux qui traitent de ces deux maladies.

Le choléra envisagé comme étant une forme aggravée de la fièvre. — En dépit de tout ce que j'ai lu et entendu sur cette maladie en Angleterre, j'étais sérieusement porté à admettre la théorie que le choléra était une fièvre, une fièvre infectieuse dans sa forme la plus grave, quand, à mon arrivée aux Indes, mis en présence de l'une et de l'autre de ces deux maladies dans toute leur intensité, le problème s'est imposé à mon esprit et est resté sans solution. Tout en reconnaissant la similitude de certaines de leurs formes, je me suis demandé comment les manifestations de l'agent pernicieux pourraient produire des phénomènes si profondément différents dans l'accès ordinaire d'une forte fièvre intermittente et du choléra dans sa forme habituelle.

Observations faites pendant l'épidémie de 1848-49. — La grande épidémie de 1848-49 a provoqué de nombreuses observations sur sa nature ainsi que sa propagation et son extension, ces deux derniers côtés de la question ayant été mal compris jusqu'à ce moment; l'opinion qui dominait était que c'était un poison organique spécifique du sang, venu du dehors, reproduit dans le corps et propagé par le moyen de l'air. Au milieu de beaucoup d'autres, quelques opinions seulement méritent d'être notées.

Théorie du D Snow sur le poison spécifique.* — C'est d'après des observations faites pendant cette épidémie que Snow a publié ses recherches. Selon lui, le cho-

léra proviendrait d'un poison spécifique qui est contenu dans les excréments ou les matières vomies par
des personnes souffrant de cette maladie, de même que
le poison de la petite vérole ou de la scarlatine est ren-
fermé dans les lamelles épidermiques qui se séparent
du corps des malades en voie de guérison dans cette
sorte de fièvre. D'après lui, de même, le poison qui a
occasionné le choléra, ayant été absorbé par des personnes prédisposées à la maladie, agit chez elles directement sur les membranes muqueuses des intestins,
s'y reproduit et augmente beaucoup de quantité en
passant dans les garde-robes; de là il parvient au canal alimentaire d'autres personnes par des voies diverses, mais spécialement par le système défectueux
des eaux stagnantes, et il se produit chez eux le même
mal.

Théorie de Farr; cholérine, principe zymotique. —
Farr, dans son rapport sur la mortalité due au choléra
en Angleterre pendant ces deux mêmes années, affirme que le choléra asiatique est déterminé chez les
hommes par une certaine matière spécifique, le principe zymotique du choléra, qu'il propose d'appeler
cholérine. Aux Indes, grâce au concours de certaines
circonstances peu favorables, une variété de cette matière a été produite, possédant la propriété de se propager et se multiplier elle-même dans l'air, l'eau et
les aliments, et de détruire les hommes en produisant
dans des attaques sucessives une série de phénomènes
dont l'ensemble constitue la maladie. Il ajoutait

finalement qu'il ne croyait pas que quiconque avait étudié l'ensemble de ces phénomènes et les lois générales des maladies zymotiques pût mettre un seul moment en doute que la cholérine fût une matière organique.

Théorie du Dr Budd sur les champignons. — Presque en même temps le Dr W. Budd a émis une théorie semblable en beaucoup de points sur la cause du choléra. Il supposait que la maladie provenait d'un organisme vivant, un champignon particulier, qui, avalé, s'est multiplié à l'infini dans le canal intestinal, et l'action ainsi produite a occasionné la dysenterie du choléra, laquelle, avec ses conséquences, forme justement la maladie elle-même. Il supposait que ces organismes se trouvent dispersés dans l'air ambiant, que les hommes se les communiquent par le contact avec les aliments, mais avant tout en buvant l'eau des endroits empoisonnés. Il conseillait par conséquent la destruction de ce virus en mélangeant les évacuations avec certains liquides ayant la propriété de détruire ces organismes.

Théorie de la fermentation, de Pettenkofer. — Pettenkofer a cru qu'il était nécessaire que le ferment fût apporté du dehors pour que le choléra se produisît, mais il croyait en même temps que ce ferment ne pouvait agir que s'il avait été semé dans un terrain favorable. D'après lui, un ferment spécial est contenu dans les matières fécales des malades atteints du choléra ;

et s'il pénètre dans la terre, il y produit une série de décompositions dans les déjections, et le virus du choléra est le miasme engendré par cette fermentation.

Manque d'uniformité dans les opinions. — Voilà un aperçu succinct de quelques-unes des théories formulées sur cette maladie depuis qu'elle a commencé à attirer l'attention générale : chacune d'elles a eu ses adhérents, mais il ne s'est encore établi aucune unanimité à l'heure actuelle.

Le virus dans les maladies contagieuses. — Cependant, grâce au travail assidu de tous ceux qui se sont exclusivement voués à l'étude des virus des maladies contagieuses, nous sommes arrivés à obtenir sinon un accord universel sur les faits mentionnés plus haut, du moins une appréciation plus claire dans l'enchevêtrement chaotique des idées émises à ce sujet. Depuis bien des années, le virus, qui provoque la grande majorité des maladies contagieuses, restait inconnu, ou, du moins, il a été imparfaitement compris ; mais parmi les différentes hypothèses de ces derniers temps, une, qui est peut-être la plus grande et la plus remarquable, a finalement, après un nombre incalculable d'erreurs, écarté et remplacé toutes les autres.

Théorie du contage vivant ou animé. — C'est l'hypothèse du *contagium vivant ou animé*, la théorie que le virus des maladies contagieuses consiste dans des êtres vivants, ou organismes inférieurs. Cette théorie n'est peut-être pas entièrement neuve ; on en retrouve les premiers indices parmi les écrivains de l'antiquité, mais au commencement et vers le milieu de notre siècle elle était presque généralement condamnée et envisagée seulement comme un produit de l'imagination, dépourvue de réalité et de toute base scientifique. Dans ces dix dernières années, un grand changement s'est accompli par rapport à cette théorie si populaire, et ce changement, comme bien d'autres, est inséparablement lié avec le nom de Pasteur. Des investigations nouvelles sur le phénomène, sur son mode de propagation et la signification des organismes infimes ; des faits nouveaux sur l'existence des maladies régionales aussi bien que le nombre des découvertes tout à fait positives ont écarté la vieille opposition contre cette théorie et elles ont même fourni le moyen de donner des preuves définitives de la justesse de cette opinion, d'après laquelle ces organismes apparaissant dans plusieurs de ces maladies, sont actuellement envisagés comme cause unique et suffisante de la maladie elle-même.

Particularités communes à toutes les maladies contagieuses. — Deux grandes particularités caractérisent toutes les maladies contagieuses. C'est d'abord leur spécificité démontrée par ce fait que toujours et dans toutes les circonstances une même maladie est uniquement due à un même agent morbide ; et c'est ensuite que les virus des maladies contagieuses peuvent se reproduire eux-mèmes à l'infini. Ces deux lois ne sont pas sans influence sur le sujet lui-mème et spécialement la seconde.

Propagation du virus des maladies. — Si nous regardons la capacité illimitée de la production comme démontrée pour les virus de maladies et si nous comparons ces derniers avec les particularités caractéristiques d'autre poisons, nous remarquons deux classes distinctinctes de causes morbides : certains agents chimiques ou la multiplication des organismes vivants. Ces deux hypothèses ont toutes les deux trouvé des partisans; mais comme nous savons que parmi les actions chimiques c'est le processus de fermentation et de décomposition qui montre la plus frappante analogie avec l'agent morbide dans cette classe de maladies et qu'à ce processus de fermentation se joint toujours la multiplication des migro-organismes, alors la théorie .zymotique devient virtuellement identique avec la théorie du *contagium vivum*, les phénomèmes observés étant la conséquence de la présence des micro-organismes dans le corps malade. En conséquence, les virus de maladie, ayant la faculté de se produire à l'infini, peuvent vraisemblablement être attribués à la présence des organismes vivants de nature spécifique. Comme le caractère des causes qui distinguent les maladies contagieuses de toutes les autres est marqué autant, si ce n'est plus, dans le choléra, et comme il correspond pleinement aux opinions qui attribuent la cause aux organismes vivants, nous pouvons, je crois, en l'absence de toute autre théorie plus rationnelle et plus scientifique, arriver à la conclusion suivante, concernant la nature de cette maladie : quoique, dans l'état actuel de la science, il ne soit pas possible de démontrer avec certitude le type exact du parasite du choléra, car malheureusement beaucoup d'autres formations similaires normales et de nature non nuisible existent d'habitude dans les organes dans lesquels la maladie exerce ses principaux ravages, notamment dans le conduit gastro-intestinal.

La grande diversité des circonstances étiologiques ne nous laisse admettre qu'une seule cause dernière : le germe cholérique, le *seminium morbi*, un parasite indien microscopique, spécifique et particulier, qui trouve, dans l'action des influences climatériques et dans certaine formation géologique du sol, des circonstances favorables pour son développement et sa propagation ultérieure, en même temps que l'air, l'eau et probablement le contact immédiat avec des personnes malades, leurs évacuations, agissent comme agents principaux pour l'extension et la dissémination de la maladie.

Le choléra, maladie contagieuse locale. — Comme le choléra peut être rangé parmi les maladies contagieuses locales, notre connaissance actuelle plus étendue nous montre que ses manifestations sont dues à l'affection intestinale. Il n'est pas nécessaire de prétendre que le virus agit directement sur le sang, le cœur ou le système nerveux. Les déjections liquides abondantes et souvent très considérables caractérisant la maladie représentent la déshydratation et la salination qui s'accomplissent dans les mêmes proportions dans le sang et les tissus du corps et ces changements doivent influer beaucoup, au moins pour un certain temps, sur tous les échanges et surtout sur les processus chimiques du corps, en produisant les symptômes déjà notés au commencement de ces remarques.

Son siège de prédilection. — Dans l'hypothèse que le germe du choléra agit tout d'abord sur les intestins, en y trouvant ce siège de prédilection si généralement observé dans le virus des maladies contagieuses, il est probable que tout ou presque tous les faits de collapsus et de fièvre secondaire se rapportent plus ou moins directement à cette diarrhée généralement si intense. J'ai parlé plus haut de ce sujet et notamment j'ai rappelé que, selon les anciennes théories, cette diarrhée était occasionnée par un virus spécifique auquel on attribue une nature organique, en s'appuyant sur la ressemblance avec les symptômes produits par d'autres substances irritantes bien connues. Mais dans toute la toxicologie aucun fait ne vient à l'appui de la nature purement toxique du germe cholérique. D'ailleurs, personne n'a jamais été à même de démontrer expérimentalement un virus organique provoquant une maladie contagieuse quelconque, tandis que, comme nous l'avons déjà établi, la théorie du développement

des parasites végétaux microscopiques est de jour en
jour mieux confirmée par les faits.

*La théorie parasitaire sur la nature du choléra est la
vraie.* — En admettant ce point de vue, d'accord
avec la majorité, je penche vers la théorie des parasites, comme cause du choléra, me réservant pour les
observations que j'aurai à faire sur leur développement et leur diffusion, et espérant qu'il s'écoulera peu
de temps avant que tous les faits en rapport avec cette
théorie ne constituent un ensemble distinct et complet.

La théorie parasitaire n'est pas entièrement neuve. —
Cette théorie sur les causes du choléra asiatique ne peut
être envisagée comme entièrement neuve, car autrefois, comme je l'ai montré, elle a été formulée dans plusieurs des anciens écrits sur ce sujet, notamment ceux
de Budd, Hallier, etc.; mais les opinions de ces auteurs
n'avaient rencontré aucun crédit. Leurs affirmations
se sont montrées trop hâtives et exagérées, et l'organisme qu'ils ont découvert et décrit comme le parasite
du choléra serait, dans la grande majorité des cas,
absolument le même que les infusoires, tels que nous
les trouvons dans toutes les substances en décomposition.

L'absence complète de méthode et de discernement
critique et la légèreté avec laquelle des faits qui n'é-
taient nullement sûrs ont été énoncés, ont maintenant
fait place aux observations plus consciencieuses, forte-

ment appuyées sur une notion plus complète des formes de micro-organismes trouvés dans le corps humain, et spécialement dans le conduit intestinal, dans les cas fatals de maladie dont je puis mentionner quelques-uns.

Exposé de Hallier et Du Barry au congrès médical de 1857 sur les origines parasitaires de la maladie. — Au congrès international médical sur le choléra qui s'est réuni en 1867 à Weimar, le professeur Hallier et Du Barry ont fait ensemble l'exposé des faits observés par eux et dont voici la substance. Les deux observateurs ont trouvé dans les évacuations du choléra et dans le mucus intestinal des cadavres des organismes de nature spéciale, consistant en granulations excessivement fines, réunies d'une façon plus ou moins compacte dans une sorte de gelée qui les entoure. Ces granulations se divisent et subdivisent pour former un chapelet qui s'entremêle en un nombre infini de masses feutrées dans le mucus, et en les semant et les cultivant, on les voit après quelque temps augmenter de volume et former des corps cellulaires ronds qui se multiplient rapidement et aussi des fongosités abondantes filamenteuses sur lesquelles croissent des spores capables de se développer de nouveau en filaments.

Mais avant cette date se développait l'idée que le choléra provenait de la présence de champignons détruisant l'épithélium du canal intestinal ; elle a été formulée par Boehm en 1838. Cet observateur distingué a décrit les formes des cryptogames que l'on trouve parmi les débris d'épithélium dans les déjections cholériques. Il a constaté que les matières trouvées dans les intestins après la mort d'un cholérique abondent en végétations cryptogamiques, et qu'on peut trouver une innombrable quantité de petits corps ovales ou allongés dans les matières vomies et les déjections aussi bien que dans le canal intestinal, parfois isolément, parfois au nombre de deux, trois, quatre ou plus, joints l'un à l'autre comme les anneaux d'une chaîne.

Opinions d'autres observateurs. — Simon Parker, Scharpey, Jenner, Bowman, Ellis et Quekett en Angleterre, Griesinger, Hirch, Wunderlich, Thomé, Hob, et Pettenkofer sur le continent, ont tous publié des observations sur ce sujet ; tous ont remarqué des corpuscules particuliers qu'ils appellent diversement ; certains d'entre eux cependant ne supposent pas qu'ils étaient d'origine végétale ou fungoïde. Quant à exprimer l'idée que c'était là la cause du choléra, c'était encore prématuré, quoique les auteurs aient compris que leur présence était la raison de beaucoup des phénomènes de la maladie et spécialement de sa propagation.

Expériences de Hallier sur la culture de spores du germe cholérique. — Une attention continue a été cependant dirigée sur la cause de cette maladie contagieuse et autres du même genre, et en 1867 nous avons eu le résultat de nombreuses expériences de Hallier sur la culture de ces spores, sur les substances diverses desquelles nous savons que les champignons grandissent et se multiplient. Il a prouvé par de nombreuses expériences que les corpuscules particuliers trouvés dans les déjections et le canal intestinal des cholériques sont des fungus et qu'ils appartiennent au genre dans lequel se trouvent les diverses formes du penicillium, la partie constituante commune de la moisissure verte et bleue, crustaceum mucor, la moisissure de la pâte et du fruit gâté, tilletia, la brouissure sur le blé des tropiques et le maïs des climats plus tempérés, et achlya, une forme aquatique de parasites trouvée sur les corps des poissons, grenouilles ou plantes pourries : toutes les quatre sont des formes différentes ou des transformations de microconidia dans le même champignon oïdial.

La plus curieuse, et probablement la plus importante, était la découverte du parasite qui existe dans l'eau de riz des excréments et seulement dans ce cas, incapable de se reproduire par culture artificielle : c'est le cinquième développement qui se place dans le groupe des urocystis orientaux, appartenant apparemment aux formes de ustilago de la région tempérée et qui pose les nielles sur les blés et les herbes de ces parages. Hallier n'a pas trouvé cette forme dans d'autres conditions et il en déduit ainsi qu'elle n'est pas originaire de l'Europe, mais qu'elle a voyagé avec le choléra de l'Inde, et comme le berceau de tous les champignons portant le penicillium est l'Asie et comme la forme portant le tilletia se rencontre seulement sur le froment, plante originairement importée de l'Asie, il en déduit une autre probabilité : que le parasite du choléra, qu'il croit avoir découvert et qui a l'air d'être un développement de la même espèce, vient, par conséquent, de l'Asie. Il serait peut-être prématuré de dire que les organismes particuliers, découverts et décrits par Hallier, sont les vraies et les uniques causes du choléra ; cependant ces expériences, soigneusement pratiquées, amènent à établir une théorie naturelle et plausible sur le développement d'un parasite végétal spécifique, d'origine indienne, dans les intestins d'un cholérique dans ces pays et introduits en Europe par l'échange direct de leurs habitants respectifs. Toutes ces suppositions s'appuyent sur une grande évidence et on ne peut leur opposer que le manque d'unanimité de l'adhésion des autres observateurs.

Adhésion presque générale à la théorie parasitaire. — Tous ou presque tous, on peut le dire, sont d'accord sur ce point que le développement du fungus existe réellement dans cette maladie et invariablement dans les déjections cholériques, et beaucoup admettent que les corpuscules et les corps granulés représentés par Hallier sont pareils à ceux qui ont attiré leur attention. Il n'est pas douteux que des investigations ultérieures et spécialement des expériences bien dirigées, prouvant la transformation de la plus petite plante unicellulaire en des formes plus grandes et plus compliquées, ainsi que les études exactes des parasites des intestins normaux, n'éclaircissent ce point, et que nous n'arrivions à déterminer avec certitude la cause d'un grand nombre de maladies.

Actuellement et depuis quelque temps il n'y a rien à faire dans cette direction dans notre pays et les autres contrées européennes, car heureusement pour les habitants de ces parages favorisés, il n'y a pas au milieux d'eux de vrai choléra asiatique à l'état épidémique, tandis qu'aux Indes, ceux qui s'intéressent à cette étude ne sont pas nombreux et leurs observations sont si contradictoires que nous devons nous contenter de ce que nous savons à ce sujet et nous nous expliquons le phénomène par un parasite *inconnu et innommé* jusqu'ici.

Origine du choléra. Propagation du virus de la maladie. — Concernant l'origine de cette maladie, nous rencontrons de nouveau une autre difficulté qui n'est pas encore résolue : nous pouvons conclure, de la spécificité des maladies contagieuses, qu'elles ne se produisent jamais spontanément et qu'elles reposent sur la transmission, la propagation continue du virus de la maladie. Ce point de vue n'est pas cependant généralement admis, et en adoptant la théorie de la propagation continuelle des virus des maladies contagieuses, nous ne devons pas exclure cette idée qu'il y a certains organismes inférieurs qui d'habitude végètent et se propagent en dehors de l'organisme humain, dans la décomposition des matières organiques, ou dans les plantes et les animaux, mais qui s'implantent dans certaines conditions particulières dans l'homme, y trouvent un sol favorable pour leur développement et peuvent alors représenter la cause spécifique d'une maladie contagieuse comme le choléra et quelques autres.

Transmission de la maladie aux hommes par les animaux. — Rien du moins ne peut être allégué théoriquement contre cette possibilité et nous savons que quelque chose de pareil a lieu actuellement dans la transmission de certaines maladies des animaux supérieurs aux hommes.

Maladies contagieuse des plantes. — L'étude des maladies des animaux et des plantes et de leur influence sur les hommes est encore à l'état rudimentaire ; cependant nous en savons assez pour démontrer que les maladies contagieuses de beaucoup sont parasitaires ; les épidémies et les maladies contagieuses des classes supérieures de plantes cultivées, comme la maladie des pommes de terre, la maladie de la vigne, la brouissure de grains et autres, proviennent toutes de la croissance de champignons. Une autre question sur laquelle l'opinion a été longtemps divisée était de savoir si le champignon est la cause ou seulement la conséquence de la maladie ; mais tous les botanistes attribuent aux parasites la production des maladies spécifiques. Les propriétes virulentes sont bien connues, de manière que, en dehors des micro-organismes, l'action physique de ces spores dans les intestins, les produits de la croissance d'une certaine forme sur les céréales et herbes indigènes de l'Inde peuvent, selon toute probabilité, être sur leur sol natal l'origine du choléra, tandis que les autres formes du même ordre existant comme parasite sur certaines graminées acclimatées dans ces latitudes, quoique importées d'abord de l'est, ont perdu leur puissance nuisible et se trouvent seulement dans la forme modifiée dans le climat européen.

Choléra dans son siège endémique.—La difficulté néanmoins de démontrer exactement pourquoi la maladie serait apparue d'abord et aurait pris racine dans cette partie de l'Inde, connue comme le siège originaire de l'épidémie, existe toujours. De même on se demande toujours pourquoi cette affection reprend, dans la plupart des saisons, sa funeste influence sur cette seule partie d'un grand pays, pour se porter de là dans des contrées voisines et même dans d'autres pays ; tout cela reste actuellement aussi inconnu qu'auparavant. Et s'il existe une génération spontanée du choléra, pourquoi est-ce seulement dans les soixantes dernières années qu'il est devenu si intense puisque la source de cette maladie a toujours existé ? C'est encore là une question à résoudre. Ce que nous savons cependant, c'est que, quel que fût l'état des choses avant cette période, la maladie est devenue endémique depuis l'année 1817 ; et que chaque explosion du choléra épidémique hors de ses limites a suivi la route prise par les individus affectés de la maladie ou par leurs déjec-

tions. Il a été bien établi que la nature du climat et
du sol est un facteur important dans la génération
et la propagation de cet agent particulier, quoique
cela se rapporte bien plus à la structure géologique
qu'à la minéralogie du sol. Un sol poreux, qui facilite
l'infiltration de l'humidité et des liquides, contribue
surtout à sa diffusion, tandis qu'un sol rocailleux,
solide immédiatement au-dessous de sa surface, s'y
prête beaucoup moins ; en même temps il n'est pas
douteux que la grande humidité de l'atmosphère, produisant le même effet sur le sol, et l'accumulation de
flaques d'eau peuvent être envisagées comme des agents
des plus féconds du germe cholérique. La malpro-
preté, la mauvaise ventilation et un encombrement
trop grand de la population augmentent beaucoup ces
chances de propagation et de diffusion, car les germes
cholériques ne sont pas seulement augmentés au point
de vue de la quantité quand ils sont formés, mais ils
trouvent encore un champ fertile de développement
dans la chaleur de la fermentation et dans la nature
des liquides saturés d'ammoniaque.

Le siège endémique du choléra ; sa description. — Tous
les agents ci-dessus énoncés trouvent leur plein essor
dans une partie de l'Inde. Nous pouvons indiquer
comme berceau du choléra tout terrain de nature allu-
viale sur lequel les villes et les villages sont bâtis,
composé de couches molles et sans cohésion, de sable
brûlant et de limon d'énorme étendue et de grande
épaisseur. La nature de l'atmosphère chaude et humide

du bas Bengale est du reste trop connue pour deman-
der une description quelconque. Les habitudes de la
population dans ce siège endémique sont bien calcu-
lées pour aider les causes déjà fournies par la nature.
Nous ne pouvons fermer les yeux sur les conditions
de saleté malsaine de certaines parties des villes indigènes, même de Calcutta; et quant aux villages, la
plupart d'entre eux sont le siège de la misère, du vice
et de la saleté, et la pépinière de la maladie. Les bico-
ques des habitants, serrées les unes contre les autres à
un degré inconnu dans les autres pays, sont entourées
par une végétation luxuriante et par des mares vertes,
gluantes, stagnantes, pleines de matières animales et
végétales, à l'état de décomposition et exhalant sous
la chaleur du soleil tropical les vapeurs les plus funestes. Les ordures de toute nature sont jetées sur le sol
autour des habitations ou dans les mares qui sont les
réservoirs d'eau pour tous les usages domestiques; ces
citernes sont alimentées par des rigoles qui se rami-
fient à travers le village et entraînent tout dans leur
course, tandis que les maisons sont mal construites,
entassées les unes contre les autres, sans qu'on se
soit soucié le moins du monde de la ventilation
et du nettoyage. Dans ces localités, le choléra se livre
à de semblables orgies, et il n'y a pas à s'étonner
qu'il n'en disparaisse en réalité jamais et que de là il
se propage dans d'autres parties du pays et même plus
loin, comme nous allons l'exposer.

CHAPITRE IV.

LA PROPAGATION DU CHOLÉRA ASIATIQUE.

La manière et les moyens de propagation. Le rapport personnel direct et les moyens de diffusion. Les changements des germes dans les évacuations cholériques. Action de l'air dans la diffusion du choléra. Théorie de Pettenkofer et de Budd. Particularités accompagnant diverses explosions de la maladie. Orages de poussière. Vents. Théorie de l'eau stagnante. Influence de la nature du sol, de l'insalubrité, de l'eau empoisonnée, de l'eau potable. Propagation du choléra par les aliments. Influence de la température. Durée et incubation. Sexe et profession. Causes individuelles.

Modes de propagation du choléra. — En partant de l'hypothèse que la cause du choléra est une matière morbide introduite dans l'organisme humain d'une manière ou de l'autre, et agissant directement sur la membrane muqueuse de l'intestin, matière se reproduisant à l'infini dans le canal alimentaire avec les garde-robes et maintenue, distribuée et dispersée à l'aide des relations directes des hommes, à l'aide de l'air, de la nature du sol, d'aliments avariés ; en partant de cette hypothèse, nous trouvons plusieurs explications de l'augmentation et de la propagation des causes matérielles de la maladie, quoique l'on puisse y ajouter d'autres causes naturelles ou accidentelles, grâce à certaines conditions météorologiques de l'atmosphère à l'époque où elles se rencontrent dans l'Inde et dans d'autres contrées. Nous ne pouvons pas dire avec certitude si c'est un ou plusieurs de ces agents qui participent à la propagation, car on peut attribuer à chacun certains faits qui paraissent tous en harmonie avec l'une ou l'autre théorie. Il est une chose certaine, c'est que si nous étudions la façon dont le choléra se répand d'habitude, nous observons de nouvéau des faits qui s'accordent mieux avec la théorie parasitaire qu'avec aucune autre. Car, quoique les premières grandes épidémies se soient dirigées de l'Est à l'Ouest, il est cependant maintenant tout à fait admis que cette maladie n'a aucune préférence pour une direction quelconque. Très souvent elle ne suit aucune marche définie, rayonnant de quelque point central quelconque dans toutes les directions possibles, déterminées par la direction du voyage ou par des cas dont les suites, émanations ou excréments, répandent la contagion et transportent la maladie, plus particulièrement quand les conditions déjà énumérées favorisent un développement abondant et l'action des germes du choléra. Par rapport au premier agent que nous avons mentionné dans la propagation de la maladie — les relations personnelles directes — la question la plus discutée concerne la contagion du choléra, et les opinions divergent sur cette importante question. Il importe, et cela est entièrement d'accord avec la nature des agents différents, excitants et morbides, que nous divisions les maladies contagieuses en miasmatiques et réellement contagieuses, certaines d'entre elles appartenant seulement à l'une ou à l'autre catégorie ; tandis que quelques-unes, comme le choléra, ne

peuvent être rangées ni parmi les unes ni parmi les autres, dans le sens précis de la définition, et possèdent
apparemment les qualités des deux. Le miasme, dans
son sens le plus étendu et primitif, désigne une matière contenue dans l'air qui peut produire la maladie,
tandis qu'il est devenu habituel maintenant de parler
du contagium comme un spécifique excitant de la maladie, qui prend son origine dans l'organisme souffrant
d'une maladie spécifique et qui diffère de nouveau des
autres, se propageant lui-même au dehors indépen-
damment d'un organisme malade auparavant. Il y a
des maladies qui sont simplement contagieuses, et
d'autres qui sont simplement miasmatiques ; la rou-
geole, la scarlatine, la variole, le typhus sont simplement contagieuses, le virus en est transmis dans des
conditions essentiellement les mêmes, comme s'il était
transmis par un organisme le communiquant d'un
individu à un autre par le contact personnel. Les maladies paludéennes sont purement miasmatiques, le virus morbide se développant extérieurement et sa transmission dans l'organisme supérieur n'est pas nécessaire, pour qu'il soit reproduit. Maintenant on ne
peut nier que le choléra soit rarement transmis directement d'une personne à une autre, et l'inoculation
du sang avec les évacuations ainsi que l'ingestion de
celles-ci ont donné des résultats négatifs. Je ne me
souviens pas que dans les épidémies variées aux-
quelles j'ai assisté aux Indes les médecins ou les gardes-
malades fussent attaqués plus souvent par la maladie
que d'autres personnes dans la station ou dans le cam-

pement, et pendant plus de trois semaines, en 1866, un autre médecin de mon régiment et moi, nous sommes demeurés entièrement à l'hôpital établi pour l'admission des malades et nous y avons pris nos repas. Cet hôpital consistait en une longue baraque, au milieu de laquelle, pour être près de nos malades, placés de chaque côté, nous avions réservé un espace au moyen de deux grands paravents de six pieds de hauteur formant une pièce pour nous ; nous y vivions pourtant en commun avec les malades, dont quelques centaines nous ont passé par les mains. Quoique nous fussions exposés à chaque agent connu dans la théorie de la contagion par les rapports directs personnels, nous n'avons, ni l'un ni l'autre, éprouvé aucun malaise, excepté celui qui provenait de la fatigue, de l'anxiété et d'un travail trop absorbant. Cela peut être un cas absolument exceptionnel, et dû seulement aux précautions sanitaires les plus soigneusement observées ; je le mentionne seulement comme un fait de ma propre expérience, et je puis ajouter qu'à ce moment, d'accord avec la majorité de mes confrères dans les Indes, je n'ajoutais aucune foi à la doctrine de la contagion directe, quoique à présent je ne puisse nier qu'on ne soit parvenu à recueillir nombre d'observations montrant que, dans certaines circonstances, le rapport personnel direct a été le moyen le plus puissant, si ce n'est l'unique, de propagation, et principalement par divers moyens comme le lit, le linge de corps et autres objets tachés des évacuations alvines.

Le rapport personnel direct et les moyens de diffusion. — Grâce aux lumières maintenant acquises, nous pouvons admettre que le choléra se répand seulement par les germes apportés d'une personne malade à une personne bien portante, mais qu'il se propage rarement par le contact avec le patient, puisque ces germes possèdent peu ou point de vitalité dans l'air ou autrement quand ils sont d'abord transmis, mais ils ont à franchir deux degrés, l'un en dehors et l'autre à l'intérieur du corps humain.

Les changements que les germes subissent dans les évacuations cholériques. — Les déjections récentes contiennent ces organismes à un état de développement tel, que si on les introduit dans le corps d'un autre individu, ils ne se reproduisent pas plus loin et ne causent pas de maladie, car ils ont à subir un autre état de développement en dehors du corps. Cela a lieu quand les déjections restent quelque temps au repos, mais surtout lorsqu'elles sont sous l'influence de la chaleur, de l'humidité ou au contact de substances organiques qui se décomposent vite, et dans cet état il paraît qu'il y a une grande augmentation du virus qui est maintenant mieux en état de se développer dans le corps humain et de produire la maladie. C'est pourquoi le danger de la contagion dans le choléra est relativement moindre par contact direct avec les patients que par les germes insidieux et latents vivifiés par eux ; il a cela de commun avec les maladies miasmatiques que le virus est d'abord venu du dehors,

avec cette différence cependant que le virus naît seulement en dehors du corps, quand le corps atteint en
a fourni le germe. Nous avons le droit de former un
troisième groupe et de donner au choléra le nom de
maladie miasmatique ou contagieuse, et de dire que
l'influence des évacuations cholériques s'attache à
toute la literie : l'habillement, les linges qui ont servi,
peuvent dans certains cas, exercer un pouvoir terrible
sur les grandes masses de la population, si les circonstances locales sont favorables.

Action de l'air dans la diffusion du choléra. — De ce
que nous savons maintenant de toute la vie de ces organismes inférieurs, on peut comprendre facilement
que, quoique l'air ne puisse être le principal ou le seul
agent de la propagation du choléra, il ne peut cependant être entièrement exclu de ce rôle, comme cela a
été affirmé parfois dernièrement. Comme nous le savons bien, ces organismes possèdent la faculté de vivre
dans l'air aussi bien que lorsqu'ils sont attachés à différentes substances solides, mais ils mènent une vie
moins active, et leur capacité d'augmenter diminue
beaucoup en dehors des liquides ; ils acquièrent cependant une énergie dangereuse quand ils sont humectés, comme cela s'est vu dans les maladies fréquentes de ceux qui ont été employés au blanchissage
du linge ou d'autres objets employés par les cholériques.

La théorie de l'air, de Pettenkofer. — Bien des théories ont été formulées sur l'origine du choléra, de ces miasmes nés dans l'air ; parmi ces théories, celles de Pettenkofer et de Budd méritent une distinction spéciale comme étant plus plausibles. Le premier observateur exprimait l'opinion que les excréments portant le germe du choléra, se répandant dans le sol humide et poreux, produisent, au moyen de la division qui s'y accomplit, une telle modification dans le processus de putréfaction et de décomposition, qu'en les ajoutant aux gaz formés d'habitude, le miasme cholérique est créé et qu'il se répand à travers l'atmosphère en commun avec d'autres exhalaisons. Ainsi, quoique le miasme cholérique ait été formé dans le sol, l'air est devenu l'instrument de sa transmission aux malades. Pour appuyer cette théorie, il cite plusieurs exemples des différentes apparitions de la maladie dans des endroits où aucune relation directe avec des personnes malades n'a eu lieu, et cela s'explique dans une certaine mesure par ce fait bien connu que, quand le choléra sévit avec grande énergie dans une ville importante, la diarrhée cholérique éclate souvent dans des endroits situés à distance du centre cholérique ; l'apparition de cette forme plus légère de la maladie est due à la capacité de l'air moindre pour porter l'infection. Mais il faut admettre que dans ce procédé il faut envisager l'air comme l'agent principal de la production du développement ultérieur de l'épidémie à partir de son siège, car ces formes plus faibles peuvent produire, par la rapide multiplication des germes, des attaques dangereuses du vrai choléra.

Plusieurs observateurs prétendent que les déjections de personnes souffrant de la diarrhée cholérique ou de cholérine, comme on l'appelle fréquemment, sont également en état de produire la contagion.

Théorie de l'air, du Dʳ Budd. — L'opinion sur la participation relative de l'air dans la propagation du choléra exprimée par le Dʳ Budd peut être envisagée comme contraire à la théorie ci-dessus mentionnée, et elle se rapporte plus aux Indes qu'aux autres contrées. Il est d'avis que la rapidité avec laquelle les évacuations d'eau de riz doivent sécher sous les rayons brûlants d'un soleil tropical rend très probable que la poussière, transportant le virus cholérique à l'état sec, contribue beaucoup à sa diffusion. Là où la maladie a régné, le virus a été déposé à l'état latent, car il est devenu tellement sec que les germes d'une nouvelle épidémie peuvent exister dans le sol, attendant une occasion favorable pour être disséminés, et alors ou dans cet état, ou, comme le prétendent les autres, comme émanations d'une nature quelconque, ils agissent comme virus sur les membranes muqueuses gastrique et pulmonaire des personnes prédisposées. On peut envisager ces deux théories comme les types de celles qui militent en faveur de la diffusion du choléra par le moyen de l'air, car toutes les autres sont seulement des modifications de cette même idée ; elles expliquent sans aucun doute les nombreuses particularités qui accompagnent les différentes explosions de la maladie. Le choléra se communique aux personnes qui

non seulement n'ont jamais été en présence du malade, mais qui sont placées à distance de lui ; par
exemple à ceux qui sont allés aux latrines où l'on a
déchargé les évacuations eau de riz. Cela explique
aussi la propagation de la maladie dans les maisons de
refuge, les casernes, les prisons et les endroits publics.
Mais surtout cela explique en grande partie son apparition dans diverses localités séparées les unes des autres,
épargnant les unes sur son passage, mais se jetant
avec violence sur d'autres, toutes les deux se trouvant
cependant sous les mêmes influences climatériques ou
autres.

*Particularités accompagnant diverses explosions de la
maladie (expérience personnelle dans l'Inde).* — Selon
ma propre expérience, j'ai vu des cas de choléra apparaître simultanément dans diverses maisons et casernes dans une localité où il n'y en avait pas trace à
une grande distance. Et non seulement ces cas se sont
déclarés tous à la même heure, mais d'habitude la
nuit ; et en tirant une ligne de la maison à la partie
extrême de l'endroit, on a constaté qu'il a suivi une
direction droite, ou quelquefois diagonale à travers
toute la localité ; comme s'il avait été soufflé à travers
les portes et fenêtres ouvertes par un courant d'air, et
saisissant ses victimes il a continué son chemin jusqu'à la maison prochaine tout droit dans sa direction,
laissant sans les atteindre celles placées à droite et à
gauche, pour aller faire d'autres victimes ; et on a
remarqué dans plusieurs circonstances que les cas qui

se présentaient dans une caserne venaient tous d'un côté, les hommes qui étaient couchés dans la rangée opposée n'étant pas atteints. Je me souviens d'un cas où un seul homme de chaque rangée a été atteint, et leurs lits étaient exactement en face l'un de l'autre. Le rocher de Gwalior, sur lequel s'élève la forteresse, à 300 pieds au-dessus du niveau de la plaine, a été longtemps réputé comme exempt de ce fléau, mais cela n'est plus vrai, car en ces dernières années il a été fortement éprouvé, probablement par suite des relations avec la ville située à sa base ; mais une épidémie à cet endroit a été évidemment engendrée par d'autres moyens, comme je l'ai observé moi-même. J'étais alors en garnison avec mon régiment à Movar, à quatre lieues de la forteresse où étaient logées deux compagnies de notre détachement, et pas un seul cas de choléra n'a existé, soit dans le camp, soit dans les villes et villages à grande distance d'alentour pendant un temps considérable, au moins pendant une année.

Choléra épidémique comme conséquence d'un orage de poussière aux Indes. — On a remarqué une après-midi du mois de juin un orage de poussière venant rapidement de l'ouest ; il a effleuré le camp et ne l'a pas traversé, mais a éclaté dans toute sa force sur le rocher de Gwalior.

Il a été accompagné de pluie et de grêle, comme cela arrive souvent, de poussière, de sable et de grand vent, et il s'est dissipé aussi rapidement qu'il a paru.

Mais aussitôt qu'il eut passé au-dessus du rocher, le
choléra a éclaté, atteignant simultanément les soldats
et d'autres en diverses pièces de la caserne et aussi des
indigènes qui travaillaient sur les différentes parties
du rocher. Je puis ajouter encore que le même phénomène s'est produit l'année dernière au même endroit,
et il m'a été raconté par le médecin qui habitait alors
la forteresse, confirmant ainsi mes observations d'il y
a quatorze ans et que je ne puis attribuer qu'à l'explosion de la maladie produite par le transport à cet
endroit des germes cholériques par le vent de l'orage,
qui, probablement, ayant auparavant traversé quelque
localité infectée, les y a portés ; vu l'absence de
toute autre cause excitante, c'est à l'action de l'air
dans ce cas et dans les cas similaires qu'on peut assurément attribuer la transmission de la maladie.

Le vent d'est comme agent de diffusion du choléra. —
Depuis longtemps c'était une croyance dans l'Inde,
et cette opinion y est encore professée par beaucoup,
que la diffusion de la maladie était en connexion avec
le vent d'est qui est toujours un vent humide, et
quoiqu'il soit difficile d'établir sa manière de se propager, cependant, en raisonnant par analogie, aucun
doute raisonnable ne peut être émis sur la diffusion
probable des germes cholériques par la dispersion
atmosphérique sous la forme d'une poussière impal-
pable, après que ce germe a passé à l'état sec et
ayant seulement besoin de l'humidité pour produire
sa dangereuse puissance qui y était auparavant à l'état

latent. Les virus éminemment contagieux, comme
ceux de la vaccine, de la variole, de la fièvre scarlatine,
sont connus comme conservant leurs propriétés à l'état
latent pendant un temps indéfini, après qu'ils ont été
séchés, et ils reconquièrent leurs propriétés de nouveau quand ils sont humectés. C'est pourquoi la même
chose est probablement vraie pour le choléra, et les
exemples de sa propagation par les vêtements montrent que pendant sa transmission il a dû être à l'état
sec, n'ayant besoin que d'une cause spécifique pour
évoquer ses propriétés virulentes et que cela pouvait s'accomplir à l'aide de l'air ; le germe a pu,
comme c'est le plus probable, trouver cet aide dans la
condition de l'humidité de l'atmosphère qui accompagne le vent d'est ou, dans les cas pareils à cet orage de
poussière que j'ai observé, dans la pluie qui le plus
souvent tombe en même temps.

La théorie parasitaire de la maladie explique sans
grand effort pourquoi les liquides et avant tout les
liquides stagnants contenant, plus ou moins de matières organiques et nutritives, sont les principaux con-
ducteurs pour les germes cholériques comme ils le
sont pour tous les autres. C'est pourquoi les agents de
leur propagation, qui sont, comme nous sommes
maintenant en droit de le croire, le sol, l'eau du sol,
l'eau potable et tout autre liquide, jouent un rôle si
important. Je ne puis donc, ainsi que plusieurs autres,
admettre l'opinion nettement exprimée par certains,
que l'eau potable est l'unique moyen de sa diffusion ;
il est certain qu'il en est souvent ainsi, et que cer-

taines conditions du sol et de l'eau de puits sont souvent des conditions nécessaires pour le développement des germes, mais ne déterminent pas absolument la cause de ces différentes épidémies. Car elles seules, comme telles, ne sont pas absolument nécessaires pour le développement des germes cholériques, mais seulement quand, toutes les conditions étant égales d'ailleurs, elles peuvent produire ces germes avec leurs propres matières nutritives, quand d'autres productions favorables se présentent, et avant tout quand la voie de communication avec l'organisme est ouverte. Il est facile de comprendre que les selles cholériques étant liquides, la plus grande partie en est absorbée par le sol et à l'aide de ce sol elle trouve les conditions indispensables pour la génération et la progression ultérieure du virus spécial cholérique ; mais en même temps on ne peut nier qu'on peut aussi les rencontrer dans les latrines, les égouts, les tuyaux d'immondices, qui deviennent alors leurs facteurs sans l'intermédiaire des précédents qui peuvent être obtenus dans certaines circonstances et dans certains sols.

Théorie de Pettenkofer sur l'eau stagnante. — Pettenkofer a été, je crois, le premier qui ait attiré l'attention sur ce sujet, qui ait décrit l'élément terreux comme la cause locale de la maladie ; et posant l'hypothèse qu'il était nécessaire pour que le choléra se répandît que le poison fût reçu dans un *endroit favorable* dans lequel il pourrait se multiplier, il a trouvé dans les conditions du sol et de l'eau stagnante les éléments nécessaires, et la théorie qu'il a émise a été universellement acceptée, quoique les récentes expériences aient démontré que l'enthousiasme provoqué était certainement parfois excessif. Il admet entièrement la part prise par les déjections des malades cholériques dans la propagation ultérieure de la maladie ; mais il soutient qu'un état particulier du sol est indispensable pour le développement local d'une épidémie. Il faut qu'il soit poreux et perméable à l'air et à l'eau, et il faut qu'il ait un certain degré d'humidité, provenant de la relation de l'eau souterraine avec la surface. Il faut en plus qu'il soit chargé de matières organiques et surtout d'excréments. Il croit que ces matières sont les conditions indispensables quant au sol pour développer le choléra épidémique, car les excréments, une fois entrés dans un tel sol, subissent les changements dans leur développement qui facilitent son extension rapide comme épidémie ; cette conformation du sol hâte la multiplication des germes cholériques. Il ne reproduit pas le virus *de novo*, mais moyennant les évacuations des malades le contenu des intestins cholériques s'introduit dans ce genre de terrain ; et le degré de la multiplication du virus par la fermentation spécifique dépend de l'état d'humidité du sol, qui lui-même dépend de l'écoulement des eaux souterraines ; il admet que les explosions de la maladie soient simultanées avec l'apparition soudaine et le retrait de cette eau.

Nature du sol comme agent important. — Au moment

où il a écrit, la théorie parasitaire des maladies contagieuses n'était pas aussi généralement admise qu'elle
l'est actuellement, et l'on peut déduire de son exposé
qu'un levain spécial dans la matière fécale se décom-
pose dans la terre, et le virus du choléra est un
miasme qui résulte de cette fermentation terrestre.
Mais la théorie s'applique certainement au précédent,
car nous savons tous que l'eau ou le sol qui est fortement empreint de matière nutritive organique est
très favorable au développement et à la croissance
des bactéries, et que sous ce rapport il peut agir ici
comme un nid de parasites contagieux qu'il convient
maintenant d'envisager comme le vrai germe du choléra. Comme conséquence, on peut affirmer presque
avec certitude que la susceptibilité ou la non susceptibilité des villes pour une épidémie du choléra est en
rapport avec les conditions du sol et que, quoique des
cas isolés puissent se produire dans les maisons bâties
sur des rochers, les épidémies n'apparaissent jamais
ainsi; cependant après un examen plus précis nous
trouvons une série de faits positifs et négatifs qui
nous conseillent un jugement prudent. Car nous
trouvons que cette maladie s'affirme apparemment
d'une manière capricieuse quelquefois dans des endroits diamétralement contraires les uns aux autres
par la nature du sol, de l'eau et d'autres conditions,
tandis que la distribution inégale et sporadique du
choléra dans les localités atteintes est son trait le plus
caractéristique, si ce n'est pas le trait dominant.

*Causes locales d'insalubrité comme un facteur impor-
tant dans l'Inde et en Europe.* — Quoiqu'il existe une
grande différence d'opinions au sujet des causes locales évidentes de l'insalubrité dans l'origine du choléra,
l'insalubrité est néanmoins envisagée comme nécessaire pour le développement et la propagation de cette
maladie dans sa forme épidémique. Comme règle
générale aux Indes, le choléra apparaît d'habitude
dans les villes et bourgades indigènes dans lesquelles
les règles d'hygiène de tout ordre ne sont pas observées ; et de là il se répand dans les campements des
troupes anglaises ou dans les parties de la ville où se
trouvent les habitations de la population européenne.
Dans son cercle endémique nous trouvons toutes les
conditions exigées par la théorie de Pettenkofer ; le
sol poreux existe proprement en Bengale et reste
même son trait caractéristique, tandis que partout
l'eau intérieure est près de la surface, et j'ai déjà attiré
l'attention sur les conditions malsaines des villes et
villages de cette partie de l'Hindoustan. Revenant en
Europe, nous trouvons que le choléra a été le plus
violent dans les grands ports de mer et que la plupart
de ceux-ci sont bâtis sur le sol alluvial situé bas, à
l'embouchure des rivières, et que ces ports de mer
sont très populeux.

Influence de la situation et de l'élévation.—L'influence
de l'élévation doit être aussi prise en considération
lorsqu'on étudie la condition du sol, et ici nous rencontrons des faits qui ne s'accordent pas les uns avec

les autres, car quelquefois, après avoir traversé les
hautes montagnes, le choléra s'est répandu sur des
plateaux élevés de 8000 pieds au-dessus du niveau
de la mer. Cette particularité est peut-être plus ac-
centuée en Asie qu'en Europe, car ici, comme règle
générale, le choléra n'a jamais dépassé une hauteur
de 2000 à 2500 pieds, et dans la plupart des localités
il apparaît plus tôt et plus intense dans les parties bas-
ses des villes et des contrées, probablement à cause de
la facilité avec laquelle les fluides des égouts s'infil-
trent à travers le sol. Mais il y a des exceptions
comme à chacune des règles qu'on a essayé d'établir au sujet de cette maladie, et nous sommes
presque forcé d'admettre que, quoique Pettenkofer ait
entièrement raison quand il attache tant d'importance
aux dangers du sol poreux au-dessus d'une couche d'eau
située à peu de profondeur, cependant nous pouvons
difficilement admettre que le choléra ne peut jamais
devenir épidémique en l'absence de ces conditions du
sol, surtout quand nous envisageons la violence de la
maladie dans les endroits élevés et même les hautes
montagnes, où les germes parasitaires peuvent se développer. Dans plusieurs épidémies en Europe, ces
centres ont été séparés distinctement, et il n'y avait
pas de différence de sol parmi ces diverses localités,
et quoiqu'il ne soit pas douteux qu'une grande humidité et surtout l'entassement dans les couches superfi-
cielles puissent être considérés comme les facteurs
principaux des germes cholériques et de leur propagation ultérieure, cependant ce n'est pas toujours le

cas et nous sommes obligés de chercher une cause
plus générale qui influence les conditions de toute localité très peuplée et qu'on pourrait appliquer à tous
les pays et à toutes les nations.

*La théorie de l'eau empoisonnée dans la propagation
du choléra.* — Ce fait peut s'appliquer surtout à la
dissémination de la maladie et a été trouvé selon
quelques-uns dans ce qu'on peut appeler la théorie de
l'eau empoisonnée, c'est-à-dire l'eau des rivières,
puits et autres sources, et il y en a qui affirment
sûrement que, dans la plupart des cas, le choléra gagne
d'un être à l'autre, parce que les germes se trouvent
dans l'eau potable et ainsi dans les intestins des
autres personnes. Il reste avéré maintenant, et cela sans
le moindre doute, que l'eau impure a une grande
influence sur les explosions du choléra, et l'on conçoit
facilement qu'elle soit ainsi empoisonnée dans les Indes.
L'eau de la même source suffit ordinairement pour les
ablutions et la boisson et, comme elle est puisée dans
de grands étangs ou réservoirs ou puits ou dans d'autres puits ouverts, si on pense aux pluies torrentielles
qui ont lieu de temps à autre dans ces contrées, il est
facile de comprendre que ces réservoirs doivent recevoir le drainage extérieur des localités et s'empoison-
ner avec les impuretés organiques de toute sorte.

Nous nous sommes déjà occupé de l'influence de l'eau
du sol sur la propagation de la maladie, et nous n'avons
besoin de nous arrêter plus longtemps sur cette cause
que pour rappeler que, dans toutes les sources où nous

puisons l'eau soit pour boire, soit pour d'autres usages, elles y existent toujours. Pour ce qui regarde les
courants d'eau et les rivières, divers accidents peuvent
arriver de temps à autre et leur font jouer un rôle très
important. Si les germes du choléra pénètrent dans
une rivière dans des conditions favorables à leur extension, ils peuvent répandre la maladie en la transportant d'un endroit à l'autre et se mettre en contact
avec les êtres humains.

Propagation de la maladie par les marins. — Ainsi il
pourrait se faire que ce soient les familles de marins
qui infectent les divers lieux de débarquement et l'on
pourra en dire autant des riverains qui se servent de
l'eau de cette source impure pour tous les usages domestiques.

Le choléra affectionne les rives. — On a souvent remarqué, surtout dans son pays d'origine, à quel point
le choléra suit le cours des fleuves et combien l'expansion d'une épidémie peut se rattacher à ce courant.
Si la maladie dans son rayon endémique a une tendance particulière pour un certain endroit, on peut
affirmer que ce sont les fleuves Hooghly et Gange. Il
est rarement absent de ces points et un vaisseau vient
difficilement à Calcutta à l'époque du choléra sans
avoir un cas de maladie à bord ; la même circonstance
se produit pendant le mouillage en dehors de la ville
et, fait digne d'être consigné, dans tous ces cas, le seul
remède est d'aller en mer. Il est incontestable que,

aussitôt qu'un vaisseau s'éloigne en mer, aussitôt le choléra disparaît sur son bord.

La théorie de l'eau potable empoisonnée. — Nous arrivons à la question importante de l'eau potable et nous nous trouvons en présence d'une masse de faits accumulés, trop accentués pour nous permettre de nier que, comme agent d'expansion de la maladie, elle est de la première importance, quoique je ne sois pas d'avis qu'on doive l'envisager comme l'unique cause de la maladie, comme certains auteurs le prétendent, car plusieurs explosions locales ont eu lieu dans lesquelles l'investigation la plus scrupuleuse a démontré que l'eau n'y était pour rien. La réserve habituelle d'eau pour la boisson des habitants des villes et bourgades provient de puits ou est fournie par diverses compagnies qui la tirent de réservoirs alimentés par des sources diverses, surtout des lacs et des rivières.

Les analyses microscopiques de l'eau impure. — De nombreuses analyses chimiques et des observations microscopiques ont démontré qu'outre l'empoisonnement par les matières organiques et surtout par les matières qui résultent des combinaisons qui engendrent de l'azote, toute une faune et toute une flore viennent et se développent comme des parasites dans un liquide; ils se multiplient et répandent la contagion.

La manière dont l'eau potable devient empoisonnée.

— Le peu de profondeur des puits en général, leur isolement incomplet, leur communication et l'infiltration qui n'est pas rare avec les lieux d'aisance, les latrines et les tuyaux d'écoulement dans leur voisinage immédiat, l'abondance de l'eau souterraine impure : toutes ces conditions réunies font qu'on comprend aisément que les germes du choléra sont dans ces fluides, qui se multiplient de la manière la plus abondante et qui, étant absorbés par l'estomac, provoquent le développement de la maladie.

Faits authentiques sur l'expansion du choléra par l'eau potable. — Il existe des faits très authentiques à l'appui de cette idée, mais il nous faudrait trop de place pour les citer tous; aussi je me bornerai à dire que plusieurs épidémies aux Indes ont dû leur origine à l'eau corrompue à certains endroits et transmise à travers le pays quand les troupes le traversaient et la dispersion des pèlerins réunis dans les localités où des fêtes religieuses ont eu lieu; tandis qu'en Europe, entre plusieurs autres, il faut retenir l'observation célèbre de Snow, qui a établi la concordance de l'affreuse épidémie locale in Broad-Street, à Londres en 1854, avec un puits corrompu, l'épidémie ayant cessé le jour où le puits a été fermé. Tout ce qu'on a dit à ce sujet peut s'appliquer avec une force égale à l'eau potable provenant d'autres sources que les puits, comme cela est établi par les rapports sur les épidémies qui ont eu lieu à Londres, Manchester et d'autres endroits. En plusieurs cas, la mortalité du choléra a été plus grande dans certains quartiers d'une ville approvisionnée d'eau venant de réservoirs d'une certaine compagnie qui prenait son eau dans certaines rivières et lacs, connus comme n'étant autre chose que des dépôts de saleté et d'immondices, et dans plusieurs cas on a prouvé que les réservoirs ne valaient guère mieux et que même la filtration a été souvent négligée. Voilà des faits qui se rapportent à ce sujet important, et on pourrait en multiplier le nombre à l'infini, mais nous en avons assez dit pour montrer que l'approvisionnement d'eau est dans les divers pays le facteur pour ainsi dire principal dans la propagation et l'extension de cette maladie ; on ne doit pas l'envisager comme étant de peu d'importance, comme on l'a fait, par le motif qu'il ne peut pas être regardé comme l'agent exclusif de sa propagation.

Inégalité dans l'approvisionnement de l'eau potable dans diverses localités. — Il n'est certainement pas impossible que les conditions très variées de l'eau potable puissent changer son influence à différentes époques et en différents endroits, et que l'empoisonnement de l'eau d'une localité pendant une épidémie de choléra ne soit très accentué à un moment donné pour cesser de l'être à un autre.

Nous pouvons aussi admettre, dans l'intérêt de notre démonstration, qu'étant donnés les habitants de différentes contrées, un approvisionnement également bon et suffisant par rapport au climat et aux

habitudes de l'eau indispensable, ces deux éléments
ne peuvent en aucune manière être mis sur la même
ligne. Chaque pays et chaque ville a sa méthode dif-
férente et sa manière particulière de se procurer l'eau.
Certaines villes sont assez heureuses pour en possé-
der une quantité bonne et suffisante, pendant que les
autres souffrent du manque et de l'insuffisance pour
leurs besoins, et que cette eau est d'une qualité impure et même entièrement mauvaise et nuisible. Les
sources où les indigènes de l'Inde puisent leur provi-
sion d'eau ont été déjà mentionnées ; mais, même dans
ce pays, son importance comme agent conducteur du
choléra varie dans des conditions également applicables à l'Europe ou à d'autres parties du globe ; et en
première ligne, il faut placer la situation et la densité
de la population.

Dans les districts ruraux, la population étant clair-
semée, l'eau potable devient plus difficilement corrompue par les déjections des personnes souffrant du
choléra, et, dans des contrées élevées, les accidents de
ce genre doivent être encore moins fréquents à cause
du drainage naturel du pays vers le bas-fond, et aussi
parce qu'une grande quantité de l'eau potable con-
sommée serait puisée dans des ruisseaux petits, mais
rapides, ayant leurs sources pures dans des montagnes. Le contraire se rencontre dans les localités et
villes situées bas et ayant une surabondance de population. Plus bas est le niveau, plus lentement se fait
le drainage souterrain, et plus il y a de probabilité de
l'accumulation de l'eau corrompue dans des égouts et

des puisards pleins des déjections d'un grand nombre de personnes malades ou non. Moins il y a de chance qu'elle trouve une sortie naturelle, plus grande est la probabilité qu'elle s'introduira dans des puits et autres sources où l'eau potable est puisée.

Influence de la pluie sur la pureté de l'approvisionnement de l'eau. — L'influence de la pluie doit être aussi très nuisible dans les localités de l'Orient, où l'on permet que les immondices et les saletés de toute sorte soient accumulées sur la surface de la terre et, en nous occupant de pays plus rapprochés de nous, où elle fait déborder les puisards, crever les égouts, et, en réalité, elle porte toute la saleté de ces grandes villes dans les rivières et puits stagnants. Le seul moyen de protection contre les maladies de toutes sortes est de nous approvisionner de l'eau prise aux sources pures, connues et situées à quelques distances, par des compagnies bien administrées, et dans les pays où de tels moyens ne sont pas possibles, les règlements sanitaires doivent être améliorés, et on doit exiger la filtration de toute l'eau dont on se sert pour la cuisson ou la boisson.

Propagation du choléra par les aliments. — Il est inutile de parler longuement de la propagation du choléra par les aliments, mais il est facile de comprendre que, dans certains cas, ils auraient pu devenir la cause prépondérante. Il a été prouvé incontestablement qu'il en a été ainsi dans une explosion à

Delhi, en 1871, et, comme exemple de la manière dont un fait pareil pouvait avoir lieu, surtout aux Indes, je citerai le rapport sur ce fait, paru dans la *Gazette médicale indienne* du mois de mars 1872. « En 1871, il y avait peu de choléra à Punjab ou ailleurs, aux Indes. Au mois d'octobre et de novembre, cependant, Lucknow en a souffert, et, le 28 novembre, une explosion soudaine a eu lieu à Delhi. Le 20 novembre, un homme, nommé Doola, mourut du choléra, comme on l'a appris plus tard; il y a eu deux ou trois autres cas dans le voisinage. Les évacuations se sont répandues sur le sol en terre battue de la chambre où il est mort. Ce sol, à ce qu'on prétendait, a été nettoyé et lavé avec de la bouse de vache et de l'eau. Le 26 novembre, un repas funéraire a été offert dans cette chambre par son père. Les mets consistaient en riz, lentilles, ghee (beurre clarifié), sucre et épices, tous de bonne qualité ; ces mets ont été cuits le jour précédent et la nuit dans cette chambre, et le riz chaud et humide a été répandu sur une natte étendue sur ce sol terreux. Le mort appartenait à la caste des Reghard, qui sont tous tanneurs, et presque tous les hommes de cette caste, qui en comprend environ 350 (mais le nombre exact est inconnu), assistaient au repas. Quelques-uns d'eux emportèrent à la maison, pour leurs filles et leurs femmes, des portions de ces mets. Outre les Reghard, seulement quelques étrangers y assistaient. Le repas eut lieu à midi, 26 novembre, et quelques heures après il y eut une explosion de choléra parmi ceux qui avaient assisté au repas. L'époque

des premiers cas n'est pas certaine, mais jusqu'à
six heures du soir, le 29 novembre, il y avait 46 cas
de maladie et 15 de morts, et ensemble, au 4 décembre,
il y avait 73 malades et 46 de morts. Les attaques et
les morts ne se bornaient pas aux hommes et aux gar-
çons, mais étaient presque aussi sévères parmi les
femmes, mais pas autant que chez les filles. En pre-
nant la caste entière des Reghard, hommes et femmes,
quelques-unes parmi eux (les femmes) n'ayant peut-
être pas mangé de ces mets, la proportion d'attaque
était de 10,8 0/0. La maladie ne s'est pas répandue
dans Delhi, mais s'est éteinte.

Cette explosion locale n'a pu être expliquée :

1° Par rapport à la localité, parce que les maisons
d'une autre caste, s'appelant Châmar ou cordonniers,
sont mêlées à celles des Reghard dans le même district. Aucun Châmar n'a été invité au repas, et aucun
Châmar n'a été atteint. Il y avait d'autres hommes
n'appartenant à aucune de ces deux castes et demeu-
rant dans ce district. Quelques-uns d'entre eux ont été
invités, et ceux-ci ont été malades comme les Reghard ;
les non-invités ont échappé.

2° Par rapport à l'eau, on ne peut non plus expliquer cette explosion, car le Dr Fairweather l'a exami-
née et il est arrivé à la conclusion satisfaisante que
l'eau n'y était pour rien.

3° Ni par rapport aux odeurs provenant du sol terreux de la chambre, car les femmes et les enfants ont
souffert sans y avoir pénétré.

4° Ni par la supposition qu'il y avait dans l'air les

miasmes avant-coureurs d'une explosion épidémique, car les autres habitants de la localité n'ont pas souffert, et il n'y a pas eu d'explosion ultérieure à Delhi.

Peut-on trouver une expérience plus convaincante pour prouver que les aliments étaient la cause déterminante de l'explosion ?

S'il en est ainsi, comme il a été prouvé que les aliments étaient en parfait état avant d'être cuits, ils ont dû acquérir quelque qualité nuisible pendant la cuisson. Les masses de riz cuit chaud ont été accumulées sur le sol terreux qui a été humecté et couvert de déjections cholériques. Les fragments de déjections du choléra ont pu subir quelques altérations dans la terre ou non ; mais je crois que la seule explication raisonnable, et la conclusion à laquelle tout le monde arrive, est que le virus du choléra s'est nécessairement attaché aux fragments de ce riz chaud et gonflé. Tous les commentaires sont superflus sous ce rapport ; et même en l'envisageant au point de vue de la science actuelle, selon toute probabilité, les germes cholériques apportés par des déjections rencontrent dans la fange le terrain de la germination destructive et de leur multiplication, et de là probablement à l'état sec comme poussière ils se mêlent à la nourriture en trouvant dans son état chaud et humide tous les éléments nécessaires pour développer leur puissance, qui était jusqu'alors à l'état latent.

Influence du lait corrompu. — On a souvent regardé le lait comme la source de l'explosion locale aux

Indes, et il n'y a aucune raison de supposer qu'on l'a soupçonné injustement quand nous réfléchissons à la puissance des preuves qu'on a produites dans les derniers temps sur la marche de plusieurs épidémies graves d'une autre maladie contagieuse, la fièvre typhoïde, dans les différentes parties de l'Europe, et qui ont été propagées, selon des preuves indiscutables, par des parties corrompues de cet aliment si universellement usité. Nous savons ensuite que, quoique la plupart des parasites qui se trouvent d'habitude dans l'eau impure soient détruits par la cuisson, certaines variétés de protomycètes échappent à cette destruction, et, nous reportant aux germes cholériques de cette nature, nous trouvons qu'il est très compréhensible que certains d'entre eux, quoique peu nombreux, se mélangent avec les diverses parties de la nourriture qu'on prépare, ou que tout simplement ils s'attachent aux assiettes, tasses, etc., leur source étant l'eau impure qu'on emploie généralement chaude et rarement brûlante, l'envisageant comme aussi bonne pour laver les ustensiles de cuisine et d'autres dans lesquels nous prenons quotidiennement nos repas.

Les influences météorologiques dans la propagation du choléra aux Indes. — Quoique les rapports météorologiques faits sur la maladie soient généralement très embrouillés et très peu positifs, cependant quelques axiomes certains ont été établis sur les conditions météorologiques favorables pour que le choléra se développe de préférence sur la terre, et à notre satisfaction nous trouvons que les observations faites à ce sujet en Europe se rapprochent énormément de celles qui ont été faites aux Indes. Aux Indes, selon la théorie de Pettenkofer, le choléra a besoin d'un degré moyen d'humidité dans le sol. Une sécheresse grande et prolongée aussi bien que l'humidité excessive et ininterrompue du sol sont également défavorables au choléra ; par conséquent il arrive que dans les régions chaudes de l'Inde Orientale, où la sécheresse prédomine et où les pluies abondent, la maladie apparaît surtout dans la saison sèche et elle est dissipée par l'été et les pluies de la mousson.

Influence du vent. — Quelques-uns des comptes rendus les plus anciens que nous possédions sur le choléra aux Indes se rapportent à l'influence supposée du vent sur la maladie. Plusieurs de ces comptes rendus appuient beaucoup sur la relation intime existant entre le vent d'est et le choléra et, quoiqu'on ne puisse émettre aucune opinion décisive à ce sujet, on l'a observée certainement et cette influence se laisse expliquer, comme je l'ai déjà remarqué plus haut, par l'humidité qui accompagne ce vent. Tous les observateurs sont d'accord pour penser que, de toutes les causes prédisposantes du choléra, celle qui a été en action le plus fréquemment était les alternatives de chaleur et de froid accompagné de pluie ou d'un état très humide de l'atmosphère.

Influence des moussons. — De nombreux observateurs aux Indes ont attaché une grande importance à l'influence des moussons sur la maladie, et la mousson du sud-ouest sans doute paraît être une cause indirecte de la propagation du choléra à travers le pays parce qu'elle amène l'humidité et surtout parce que, avec ce vent, les grandes flottes de bateaux indigènes remontent le Gange, contenant les hommes et les marchandises de son rayon endémique pour répandre la contagion dans les provinces supérieures.

Nous voyons ainsi agir deux agents importants : la saturation du sol par l'humidité qui acccompagne la mousson et l'expansion par les relations qui sont l'agent le plus effectif de sa propagation aux Indes ; et nous trouvons dans ces détails la confirmation de la vieille cause originaire : le choléra qui marche avec les hommes le long des grandes routes qu'ils prennent et ne se répandant pas plus vite qu'ils ne s'avancent eux-mêmes, et se produisant lorsque la température est chaude et humide.

Les influences météorologiques en Europe. — Quant à la maladie en Europe, on prétendait que sa propagation n'avait rien à faire avec les influences climatériques. Sans conteste, aux Indes, les saisons froides, chaudes et pluvieuses sont stables, bien marquées et se succèdent régulièrement, et elles nous permettent de juger de l'influence qu'elles ont chacune sur la propation du choléra d'une manière plus complète qu'on ne peut le remarquer chez les habitants des autres contrées ; cependant cette observation ne doit pas être affirmée d'une manière par trop absolue, surtout en ce qui regarde la saison de l'année où l'affection se produit.

Influence de la chaleur. — D'une analyse détaillée et complète embrassant des centaines d'épidémies dans divers pays, Hirsch a conclu que la plupart se produisent dans les mois du printemps, de l'été et de l'automne, en proportion presque égale, tandis que l'hiver est caractérisé par l'absence complète de la maladie.

Influence de la pluie et du froid. — Quant à la pluie, il n'est guère possible d'apprécier son influence en Europe, et quant à l'influence supposée de certains états atmosphériques se rapportant au total d'électricité et d'ozone et pouvant apporter au corps humain des germes cholériques, nous manquons de certitude pour cette théorie. Sans approfondir la question des conditions météorologiques et de leur influence sur la génération de la maladie sur la terre, nous pouvons affirmer, je crois, que les mêmes influences qui produisent le fléau des Indes produisent aussi les mêmes effets nuisibles dans d'autres pays, quoique leur marche ne puisse être retracée avec la même exactitude rigoureuse à cause de la variabilité du climat. Mais au milieu de toutes les théories contradictoires concernant ce sujet, un fait reste prouvé et absolument indiscutable, la confirmation de la théorie parasitaire que j'ai déjà exposée dans tous ses détails ; le froid ne tue pas souvent les germes cholériques, mais il les réduit à une existence nominale et, pendant tout ce temps, inoffensive ; mais ces germes augmentent de nouveau dans de grandes proportions et développent leur action destructive avec la chaleur qui augmente et l'humidité du sol au printemps.

Durée de l'épidémie et incubation. — Rien n'est plus capricieux que les variations que comporte ce point spécial. Un seul cas apporté du dehors peut se terminer par une attaque locale confinée à un quartier d'une ville ou même à une maison et avoir une très courte durée, tandis que d'un autre côté si le germe cholérique trouve les conditions convenables à son développement, il gagne aussi bien les maisons que les rues entières, et même de vastes quartiers d'une cité deviennent des centres d'épidémie d'où le choléra s'étend et se diffuse sans qu'on puisse prédire quelle en sera la fin.

Dans l'Inde, la durée d'une explosion de la maladie est très incertaine et dépend beaucoup de la saison, de l'année et de la localité. Il y a même un fait hors de doute, c'est que l'affection est plus violente dans les endroits qu'elle atteint à la suite d'une épidémie que dans ceux où elle règne continuellement. Beaucoup d'auteurs ont donné des statistiques sur la durée du fléau dans les différentes parties de l'Europe, mais on peut dire d'une façon générale qu'il est impossible d'établir un règle certaine, et qu'une légère épidémie est souvent d'une longue durée, tandis qu'une autre qui revêt un caractère inquiétant peut parfois atteindre soudainement et très rapidement son maximum d'intensité, et disparaître en très peu de temps.

D'après Petenkofer, l'incubation dans les cas rapides et de première infection dure de trois à six jours, et de huit à neuf dans les cas de développement du germe importé. En moyenne, continue le même auteur, trois jours au minimum dans les Indes, ce qui est entièrement en rapport avec mes observations personnelles. Néanmoins j'ajouterai que comme tous les autres faits relatifs à la maladie, ces chiffres sont sujets à variation. Ainsi j'ai des cas bien avérés où la maladie a évolué beaucoup plus rapidement, particulièrement pour le cas suivant. Il s'agissait d'un régiment qui fut transporté d'un endroit à un autre dans des wagons précédemment employés à conduire des pèlerins dont quelques-uns étaient malades. Par une impardonnable négligence, les wagons n'avaient pas été désinfectés, et les soldats furent atteints immédiament.

Sexe et profession. — On a beaucoup dit et beaucoup écrit sur ce sujet et d'habitude on considère les hommes comme plus exposés à souffrir du fléau que les femmes, mais leur plus grande susceptibilité à la contagion et à la mortalité ne sont point prouvées. Dans quelques épidémies les femmes ont eu plus à souffrir que les hommes et *vice versâ*; à Lucknow, j'ai pu observer que pendant que la maladie sévissait sur une division d'artillerie, dont j'étais le médecin, les enfants et les femmes appartenant au corps d'armée furent seuls atteints. Il n'y eut pas un seul soldat de pris, bien que la plupart des femmes qui succombèrent aient eu leurs maris avec elles, soumis aux mêmes influences, ce qui est une preuve de plus à l'appui du caprice de la maladie.

Prédisposition individuelle. — La prédisposition individuelle est très marquée dans quelques circonstances. Quelques personnes ont une sorte d'innocuité permanente ou temporaire, quand bien même la maladie fait rage autour d'elles, tandis que d'autres, malgré toutes les précautions, sont immédiatement atteintes ; mais je ne crois pas qu'on puisse dire qu'aucun individu puisse servir d'exemple à la preuve de telle ou telle éventualité. Pendant les nombreuses années que j'ai été dans l'Inde, j'ai pu me considérer comme étant dans la première catégorie, m'étant trouvé dans de nombreuses épidémies, à maintes reprises sur le point de succomber à la fatigue et aux ennuis de toute sorte, et néamoins résistant à un tel point que mes collègues me regardaient comme invulnérable. Dans une petite épidémie insignifiante, presque limitée aux indigènes, je venais d'être nouvellement envoyé à une forteresse quand je subis les atteintes de la maladie ; l'attaque fut assez violente pour que j'aie été longtemps à me rappeler tous les symptômes que j'ai endurés et que j'exposerai dans le courant de ce travail.

Tout ce qui a été dit à propos de l'immunité des races et des nationalités me semble erroné, et manquer aussi d'observations sérieuses. Toutes les races semblent souffrir également, et si l'on doit faire quelque exception à cette règle, cela doit être pour l'Inde britannique, où les Européens souffrent quatorze fois au moins autant que les indigènes et surtout les nouveaux venus.

Il y a de plus une différence à établir entre les indigènes habitant la plaine et ceux de la montagne : ces derniers offrent la même susceptibilité que les Européens.

Profession. — Ce point en lui-même est de médiocre importance, comparé aux mauvaises conditions hygiéniques engendrées par la pauvreté, la fatigue, la mauvaise nourriture, l'encombrement, l'absence de toutes précautions sanitaires, ainsi que nous l'avons déjà fait remarquer. Aussi nous n'avons rien de nouveau et de bien particulier à ajouter, sinon que les riches, les gens actifs, les travailleurs, les paresseux, les ivrognes, les tempérants ont tous été également attaqués, et prématurément enlevés.

TROISIÉME PARTIE

CHAPITRE V.

Manifestations générales du choléra. La diarrhée cholérique. La
cholérine. Le vrai choléra asiatique. Les symptômes prémonitoires. Attaque. Evacuations intestinales. Composition des selles,
leur nombre. Vomissements, leur contenu. Durée des évacuations. Symptômes du côté des organes digestifs. Du système
nerveux. Crampes. Délire.

Manifestations générales du choléra ; diarrhée. — En
Europe, on a coutume de désigner sous le nom de choléra asiatique trois modalités de la maladie : les diarrhées qui surviennent pendant l'existence d'une épidémie, la forme aggravée de la diarrhée appelée cholérine par les auteurs français, et enfin les formes bien
définies et sérieuses de l'affection. Il n'est pas nécessaire d'insister longuement sur les symptômes particuliers de chacune de ces trois variétés, ayant plutôt
l'intention de nous borner à la description de ces formes
plus sévères observées dans l'Inde et les autres contrées à des moments déterminés et à certaines saisons,
lorsque le mal est épidémique, formes qui sont la caractéristique de son type normal. Sans doute les trois

modalités mentionnées ci-dessus sont de réelles expres-
sions de la maladie et non des degrés différents, car la
simple diarrhée évolue souvent et se termine sans
aucun symptôme grave consécutif, et d'un autre côté
les cas les plus sévères de choléra apparaissent parfois
soudainement sans aucune diarrhée prémonitoire.
Cette diarrhée n'a donc de particulier que ce fait
qu'elle se développe au moment d'une épidémie, et
elle ne diffère pas des autres diarrhées communes;
toutefois elle mérite l'attention, car elle peut être suivie
des formes les plus graves de la maladie.

Cholérine. — La cholérine diffère à peine de toutes
les affections connues sous le nom de choléra sporadique et choléra nostras et, tout en survenant brusque-
ment, ses symptômes ressemblent à ceux du type vrai
de la maladie, mais toujours à un degré moindre.

Le vrai choléra asiatique. — En décrivant les formes
graves du choléra, nous nous trouvons tout d'abord en
présence d'une difficulté assez considérable, car toutes
les épidémies ont eu leur physionomie propre avec des
symptômes variables dans les différentes localités, pré-
sentant même parfois une telle complexité dans les
manifestations et dans la marche, qu'il est presque
impossible d'en retracer fidèlement l'histoire.

Aussi nous nous proposons de ne pas nous étendre
sur ces détails, mais d'examiner un cas ordinaire de la
forme la plus grave du choléra asiatique avec sa façon
habituelle d'évoluer.

Prodromes, symptômes prémonitoires. — Une attaque de choléra peut survenir sans aucun prodrome, mais d'habitude il y a eu plus ou moins de malaise, pendant quelques jours avec quelques selles assez fréquemment répétées, et variant en intensité suivant les différentes épidémies.

Cet état peut être considéré comme le début de la maladie, qui pourra suivre dès lors une évolution fatale, car les cas de mort soudaine foudroyante dès le début, sans vomissement ni diarrhée, sont très rares. Personnellement je n'en ai jamais rencontré, et je n'ai pas trouvé de documents authentiques et sérieux à ce sujet, pas plus qu'au sujet de la propagation de la contagion par la diarrhée prémonitoire.

L'attaque. — Ces symptômes passés, le malade entre dans la deuxième période, la maladie proprement dite. Un malaise général, de la faiblesse, du frisson, du mal de tête et une grande anxiété. Bientôt une diarrhée intense survient, elle est accompagnée de vomissements incessants, tous les deux de nature particulière et méritant d'être décrits.

Evacuations intestinales. — Les évacuations intestinales sont d'abord colorées, jaunes, légèrement brunes, à cause de la présence des pigments biliaires, mais bientôt elles sont remplacées par des selles copieuses, incolores, aqueuses, se répétant avec une violence extraordinaire, caractéristique de la maladie, et remplis de petits grumeaux ressemblant à du riz cuit d'où le nom de selles riziformes donné aux évacuations qui sont évidemment produites par l'irritation des lymphatiques de l'intestin grêle, à la suite d'une grande prolifération des germes cholériques introduits par l'air, les divers fluides ou autres moyens dont nous avons déjà parlé ; leur action étant plus ou moins développée suivant leur absorption plus ou moins grande par l'économie et le degré de réceptivité de celle-ci.

Une rapide hypersécrétion des glandes de l'intestin survient alors, certains changements anatomiques se produisent, pendant que la perte du sel dans l'économie et la déshydratation du sang amènent rapidement des effets désastreux dans l'organisme.

Composition des selles. — Les selles, comme dans la dysenterie, n'ont pas l'odeur fécale, mais cependant elles ont une odeur spéciale difficile à définir, *sui generis*, et quelquefois sont teintées d'un peu de sang, même dans les dernières périodes, ce qui est d'un mauvais pronostic excepté quand, revêtant davantage encore ce caractère, l'affection dégénère en un état typhoïde conséquence d'une colique avec expulsion de pseudo-membranes. On trouve un nombre considérable de bactéries et d'autres masses de formes parasitaires parmi lesquelles, nous l'espérons, le vrai germe cholérique sera un jour reconnu et bien décrit. Les selles diffèrent par leur contenu et leurs dépôts, fragments d'épithélium, phosphates, corpuscules du sang, carbonate d'ammoniaque, urée, aussi bien que par les cellules qu'elles contiennent tantôt en bon état de conservation, tantôt ayant subi une rapide désorganisation.

Même dans les cas les plus graves, ces évacuations ont lieu sans douleurs, quoique accompagnées de gargouillements intestinaux, source d'irritation et d'ennui pour les malades.

Leur nombre. — Quant au nombre des évacuations intestinales pendant cet état d'attaque dont la durée est comprise entre quatre et vingt-quatre heures, il est difficile d'en donner une évaluation exacte. De douze à quinze est le chiffre habituel, mais il peut s'élever à vingt et plus, et les variétés individuelles sont très grandes. La moyenne ne semble pas dépasser soixante à soixante-dix onces. La quantité des vomissements est plutôt moindre ; ajoutés l'un à l'autre, ils ne peuvent servir d'indice pour indiquer la gravité de la situation, car parfois les évacuations ne sont pas plus fortes dans les cas suivis de mort que dans ceux qui se terminent par la guérison. Cependant il ne faut pas perdre de vue que la diminution rapide des éléments salins du sang constitue un des principaux dangers de la maladie.

Vomissements. — Le vomissement, ce grand symptôme de l'affection, apparaît après la diarrhée, en moyenne de deux à trois heures, mais l'époque d'apparition n'a rien de fixe, car on peut le voir survenir immédiatement après la première selle, rarement en même temps et pour ainsi dire jamais auparavant. En général il y a moins de vomissements que de selles, mais c'est assez exceptionnellement que l'on constate très peu de vomissements ou même leur absence complète.

Leur composition. — Les vrais vomissements du choléra contiennent moins de matières solides que les selles et sont de réaction alcaline : on y trouve du carbonate d'ammoniaque ainsi que de l'urée, qu'on dit exister ici au contraire en plus grande quantité que dans les selles.

Une particularité qui est presque caractéristique de la maladie est la facilité de la régurgitation stomacale et la quantité abondante de liquide clair analogue à du petit lait rejeté chaque fois sans peine ni nausée et même sans anxiété précordiale. Ces symptômes ne troublent guère les malades que lorsque l'état aigu de l'inflammation gastrique est dissipé.

Durée des évacuations. — Nous avons déjà dit que les évacuations intestinales et stomacales existent pendant une période variant de quatre, six, huit, douze et même vingt-quatre heures, et alors elles deviennent moins fréquentes et cessent quelquefois pendant quelques heures et même toute une journée, pour revenir à intervalles irréguliers. Les vomissements sont moins sujets à cette répétition, à moins qu'ils ne soient produits à la suite de l'ingestion de quelque liquide.

Les pigments biliaires apparaissent habituellement

dans les selles environ vingt-quatre heures après leur disparition ou diminution primitive, mais il y a là un certain nombre de variations irrégulières et d'oscillations avant que les intestins n'aient repris leur état normal.

Symptômes du côté des organes digestifs. — Observons les phénomènes qui se passent du côté de l'appareil digestif en même temps que ceux que nous avons vus se produire du côté de l'estomac et des intestins. L'appétit diminue, mais la soif augmente et le malade boit continuellement, quitte à vomir immédiatement après. De nombreux observateurs ont noté que cet acte fréquemment répété de boire augmente la gravité des symptômes. La langue est en général blanche, et dans les cas de mauvais augure devient rapidement sèche et elle sort difficilement de la bouche, agitée qu'elle est par une sorte de tremblement.

Bien que les évacuations soient d'habitude sans douleur, il y a parfois des exceptions, et nous avons constaté une douleur épigastrique s'accroissant par la pression avec un sentiment de constriction. Dans d'autres cas, le vomissement a été pénible ; il y a eu du hoquet.

Symptômes du côté du système nerveux, crampes. — En général dès la seconde moitié de l'attaque apparaissent des phénomènes du côté du système nerveux. Ils sont généralement légers, à l'exception « des crampes musculaires » qui, bien que variant en intensité, sont

rarement absentes et peuvent être considérées de préférence à tous les autres comme le plus remarquable
symptôme du vrai choléra asiatique. Ces crampes, qui
affectent surtout et presque exclusivement les muscles
du mollet, se développant aussi dans la cuisse et le
membre supérieur, sont toniques, très douloureuses et
paroxystiques. Bien que chaque crampe dure très peu
de temps, leur retour constant et leur exquise douleur en font une des manifestations les plus désa-
gréables de la maladie. Elles peuvent survenir dans
la seconde moitié de l'attaque, mais c'est rare, et ce
fait laisse supposer que ces contractions sont dues à
l'irritation du système nerveux causée par l'épaissis-
sement et l'état anormal du sang privé d'eau et de sels
par les vomissements et la diarrhée dès le début de la
maladie. Et, bien qu'il reste beaucoup à élucider dans
les effets du poison cholérique sur tout l'organisme,
cette condition morbide du sang joue sans nul doute
un grand rôle dans les différentes manifestations de
l'affection. Il faut y ajouter de plus les dégénéres-
cences dans les divers organes et tissus qui par eux-
mêmes seraient déjà capables de produire des troubles
graves en introduisant dans l'organisme des produits
anormaux.

Pour ce qui est de la durée des crampes, elles peuvent persister jusqu'à la fin, dans les cas où la mort
survient après un temps très court, mais, règle générale, elles cessent avec les progrès de l'asphyxie ou, si
la maladie se prolonge, au moment de la période
algide.

Les autres symptômes du côté du système nerveux sont rares. La prostration complète qui existe s'explique aisément par la violence des symptômes et la détérioration rapide du sang.

Délire. — Le délire survient rarement, et, si on le voit se manifester dans le déclin de l'affection, on peut en conclure que le malade est un alcoolique; enfin il est caractéristique de l'état typhoïde dans lequel il alterne avec la stupeur et les convulsions dues à l'empoisonnement urémique. A la fin de l'attaque, le malade peut tomber dans un état apathique ou même une légère stupeur, mais on l'en tire facilement et il n'est pas rare d'entendre parler, avec pleine possession de toute leur intelligence et le sens parfait de leur état, des malades qui deviennent bleus, froids et sans pouls.

S'il n'y avait pas de crampes, le choléra pourrait être appelé une maladie sans douleur et, tel qu'il est, les malades ne souffrent réellement que quelques heures. En voici la cause. Les évacuations fréquemment répétées sans effort et sans douleur amènent après la violence de l'attaque plutôt un sentiment d'affaissement ou mieux d'apathie que d'excitation, et la preuve en est dans l'expression de la face, marquant un grand ennui, mais plutôt avec une complète indifférence caractéristique de l'affection qu'avec de la douleur.

CHAPITRE VI.

Marche de la température. — Environ à la seconde moitié de l'attaque, dans cette période mentionnée à la fin du chapitre précédent, on voit de grands changements survenir dans la température du corps et dans les fonctions de respiration et de circulation. Prenons-les par ordre. Nous trouvons d'abord une diminution croissante de la chaleur du corps, commençant par les extrémités et gagnant le centre. La face bleuit ainsi que les doigts et les ongles, la peau perd son élasticité et garde longtemps le pli qu'on lui fait en la pinçant. Les traits du patient se modifient. Ils sont tirés, contractés, et trahissent une profonde anxiété. Tout le corps paraît amaigri et rétréci à cause de la perte du liquide provenant du tissu cellulaire. C'est assez singulier que les malades se plaignent peu du froid, mais accusent plutôt un sentiment de chaleur interne, tandis que le thermomètre Farenheit indique un abaissement de 3 ou 4 degrés, beaucoup plus sensible encore à la main, car la moiteur de la peau augmente cette sensation subjective de froid. On peut affirmer que l'abaissement de la température est causé par les changements qui surviennent dans la circulation. Cet état présente d'ailleurs des variations qui sont sous l'influence de l'évolution de la maladie, car lorsque celle-ci doit se terminer fatalement il y a exagération du phénomène, tandis que, dans les cas favorables, la température ne s'écarte pas beaucoup de la normale; même on en a vu où la peau restait chaude et la transpiration régulière.

Circulation. — On penserait communément qu'avec de tels changements dans l'économie il se produit de la fièvre. Il n'en est rien. Depuis le début de l'attaque le pouls est faible, petit et pas du tout accéléré, et, bien rarement, il atteint 95 ou 100 pulsations. Au contraire, il diminue de fréquence, devient filant dans les cas graves; il est à peine perceptible dans les cas dangereux ou qui menacent de se terminer fatalement, et pendant ce temps l'action du cœur devient de plus en plus faible. Le bruit systolique est encore entendu, tandis que c'est à peine si l'on peut reconnaître le bruit diastolique.

Respiration. — La respiration est courte et imparfaite, et augmente de fréquence, même dans les cas graves, de 35 à 40 respirations par minute et, bien qu'accompagnée d'anxiété précordiale et d'un sentiment de constriction, on entend le bruit respiratoire normal. C'est assez singulier que, vu la petite quantité d'oxygène qui peut entrer dans ce sang épaissi et non privé d'acide carbonique, la dyspnée ne survienne pas plus fréquemment et ne soit pas plus forte. La

toux est rare et la respiration stertoreuse exception-
nelle, excepté dans les cas qui doivent évoluer fatalement. La voix est faible et enrouée, soit à cause de la
faiblesse générale ou de la sécheresse des cordes vo-
cales, ou bien encore parce qu'un effort respiratoire
est au-dessus des forces du malade.

*Troubles organiques et fonctionnels des reins. Suppres-
sion de l'urine.* — Parmi les altérations fonctionnelles
importantes que l'on voit se développer pendant une
attaque de choléra, il faut noter « les troubles organiques et fonctionnels des reins ». La suppression bien
connue de l'urine est un des effets caractéristiques
produits par le poison cholérique et qui, pris à part
après disparition des autres symptômes, a pu avoir les
plus tristes résultats. Il est difficile d'établir à quel
moment exact se produit la suppression de l'urine, les
uns prétendant que cela a lieu en même temps que les
premiers vomissements et les premières selles, tandis
que d'autres affirment que c'est seulement quand ces
deux grands symptômes ont duré quelque temps que
l'on voit survenir les phénomènes urinaires. Pour
moi, je partage la première opinion et, sur les soldats
de mon régiment, j'ai pu observer l'odeur d'urine
dans les premières évacuations, mais ensuite, de l'aveu
même des malades, il était impossible de la retrouver
dans les évacuations suivantes. On a établi que la dé-
coloration et le commencement de la dégénérescence
graisseuse dans la substance corticale des reins peut
être observée à l'autopsie de ceux qui ont succombé

même à une époque précoce de la maladie. Mais ceci n'explique point la suppression de l'urine, bien que cela puisse satisfaire l'esprit au point de vue de l'albuminurie consécutive et des autres altérations urinaires.

Griesinger l'attribue à la grande diminution de pression sanguine dans le système artériel, tandis que d'autres auteurs s'en prennent à divers facteurs, tels que la sécheresse, diminuant la pression artérielle, la distension veineuse, les changements dans la substance corticale de l'organe, etc....

Il est cependant clairement établi que la suppression de l'urine une fois définitive, le retour de la fonction n'a lieu que deux, trois, quatre jours après, sans qu'il soit utile de dire que plus tardive est cette réapparition, plus graves sont les symptômes qui peuvent se produire en raison de la rétention de l'urée dans un organisme déjà affaibli.

La première urine est parfois sanguinolente, faible comme quantité, mais toujours albumineuse, variant d'un simple nuage à un dépôt abondant; on y trouve habituellement des tubes épithéliaux et des traces de sucre, un peu de chlorure de sodium et très peu d'urée, mais dans les cas favorables, et nous avons là un indice excellent de l'état du malade, la quantité de l'urine augmente tandis que l'urée, les sels, les tubes et l'albuminurie disparaissent. La gravité du mal s'atténue. Dans les cas opposés, si la sécrétion urinaire est irrégulière et soudainement arrêtée, les symptômes typhoïdes sont à craindre. Cette complication dangereuse de la convalescence étant sans aucun doute une manifestation de l'empoisonnement urémique, nécessite un examen régulier de la vessie, au point de vue de la rétention qui se produit fréquemment. Une chose assez singulière en rapport avec cet état, c'est que la néphrite du choléra, bien qu'affectant une forme sévère, devient rarement chronique, et les reins dans un temps relativement très court reprennent leur état normal.

Résumé des principaux symptômes d'une vraie attaque de choléra. — Tels sont les principaux symptômes d'une vraie attaque de choléra que nous pouvons résumer ainsi qu'il suit:

Première période. — Diarrhée prémonitoire durant deux ou trois jours; elle peut manquer et la maladie débute d'emblée par la seconde période qu'on peut appeler stade d'algidité ou d'asphyxie, termes qui pourraient fourvoyer, car l'algidité s'observe dans tous les cas, tandis que l'asphyxie se borne à quelques-uns seulement. Dans cette période, nous avons les évacuations répétées, décolorées, avec l'apparence riziforme, bientôt suivies de vomissements offrant des caractères identiques. Ces évacuations se succèdent rapidement, et leur odeur est caractéristique. Il y a un sentiment de faiblesse. Le pouls devient petit, accéléré, l'action du cœur diminue, la respiration est anxieuse et précipitée, et bien que parfois il y ait de la dyspnée, l'examen de la poitrine révèle seulement une altération d'intensité dans le bruit respiratoire. La voix est faible. Elle offre un son particulier: c'est la voix cholérique, sur laquelle on ne peut plus se méprendre une fois qu'on l'a entendue. Bien qu'il y ait des vertiges ou des bourdonnements d'oreille, la syncope est rare.

Le malade éprouve des crampes pénibles aux extrémités, particulièrement aux mollets, et à ce moment sa faiblesse est si grande qu'il peut à peine se lever.

Deuxième période. — En même temps que la maladie progresse, la face exprime la souffrance et l'anxiété, les traits sont contractés, les yeux se cernent. Le corps se refroidit, tandis que le malade accuse une chaleur intérieure qui existe réellement, la face et les doigts bleuissent, la peau conserve le pli qu'on lui fait, toute élasticité étant partie; le corps s'amaigrit, s'affaiblit pendant que la sécrétion urinaire est totalement supprimée, cela parfois dès le début. Elle est tout au moins rare et albumineuse.

Cette période de l'attaque dure rarement un temps excédant huit ou douze heures dans l'Inde; d'habitude elle est plus courte. En Europe, elle est plus longue, de douze à vingt-quatre heures, même davantage, ce qui est rare, et dans ce cas cela peut être attribué à ce que la maladie n'est pas aussi virulente que dans le pays d'origine.

Tous les symptômes énumérés ci-dessus peuvent acquérir un tel degré d'intensité que le malade succombe sans avoir éprouvé aucun changement, ou bien il passe dans la troisième période.

Troisième période de la maladie, celle de réaction, qui peut être incomplète ; le malade tombe dans une sorte d'état de collapsus et meurt d'asphyxie cyanotique, ou il est complètement rétabli et passe très rapidement en convalescence, à moins que quelque symptôme critique ne survienne, ou bien encore que l'état typhoïde ne se manifeste.

Collapsus. — Si nous examinons l'état de collapsus, nous y verrons une aggravation des symptômes précédents. La peau est plus froide, la teinte cyanosée s'étend, augmente d'intensité, se couvre d'une sueur visqueuse et le toucher est semblable à celui d'un cadavre, d'une grenouille ou du nez d'un chien. La langue est bleuâtre et froide, la soif intense, et quand le collapsus est complet la chaleur interne s'élève énormément, ainsi que l'indiquent les plaintes du malade et l'élévation du thermomètre placé dans le rectum ou dans la bouche, tandis que dans l'aisselle il est toujours de quelques degrés au-dessous de la normale. Les selles et les vomissements cessent presque entièrement, la voix est à peine intelligible, il y a dypsnée et oppression, le pouls est presque imperceptible, le cœur se ralentit et le souffle respiratoire devient glacial. La face devient rapidement plus contractée et plus anxieuse et, bien qu'il y ait obtusion sensorielle, les facultés intellectuelles sont intactes et le délire est rare. La mort arrive insensiblement tandis que le malade semble dans une sorte d'état syncopal, puis il se produit alors une défervescence remarquable dans la température.

Réaction. — Si le malade ne doit pas succomber dans l'état de collapsus, le stade de réaction commence et de grands changements ont lieu. Le pouls peu à peu est perceptible, plus plein, plus dur, le corps cesse par degrés d'être glacial, la peau devient chaude et humide, parfois même se couvre d'une sueur profuse. La cyanose et les rides cutanées disparaissent. La voix devient plus forte et la respiration normale, tandis que les crampes qui ont déjà diminué à la fin de la première période cessent aussi. Il n'y a généralement plus de vomissements et peu ou point de selles et, si l'on constate par hasard de la diarrhée, les selles sont plus solides, des traces de bile apparaissent et, chose importante qu'il ne faut point perdre de vue, une réaction fébrile se manifeste. La sécrétion urinaire rétablie de bonne heure dans cette période peut être envisagée comme un des symptômes les plus favorables, mais cela est rare ; dans quelques cas l'urine offre une quantité considérable d'albumine et contient des tubes et à peine quelques traces de sang. Cet état varie comme durée de un à deux ou trois jours : c'est la convalescence.

Période de convalescence. — Cette période le plus souvent n'est pas interrompue. Si une rechute se produit, elle est généralement fatale. Dans ce cas nous voyons les évacuations revenir avec une grande intensité, la soif insatiable du début reparaît. Le malade qui ne peut sommeiller retombe en asphyxie ou dans l'état typhoïde, et l'on voit évoluer différentes complications, dont quelques-unes sont considérées comme amenées par une réaction excessive.

État typhoïde. — De toutes les complications qui peuvent apparaître pendant la convalescence du choléra, l'état typhoïde peut être considéré comme la plus fréquente et il ne faut pas s'étonner qu'en présence de la suppression d'urine qui survient dans tous les cas, Friedreich et d'autres auteurs aient considéré cet état comme étant sous la dépendance de l'urémie.

On observe une grande débilité, les malades se plaignent de mal de tête, leur figure est sujette à des alternatives de rougeur et de pâleur, les troubles digestifs habituels consistent en nausées, soif vive, constipation, débâcles, le météorisme est très marqué dans la région iléo-cœcale, et la douleur augmente par la pression. Les malades accusent habituellement des vertiges et sont dans un état de quiétude et d'indifférence complètes, parfois même ils ont une forme de lourd délire, de la stupeur et du coma.

Eruption cholérique. — C'est d'habitude dans ces cas que l'on voit apparaître l'éruption cholérique. Elle se montre d'abord sur les mains et sur les pieds, puis gagne le tronc en épargnant d'habitude la face qui peut être atteinte très légèrement. Le caractère de cette éruption est variable, parfois elle est érythémateuse, dans d'autres circonstances analogue à l'urticaire. Enfin on a vu, mais plus rarement, une sorte de roséole. Elle dure de deux à quatre jours, et apparaît rarement avant la fin de la première semaine dans l'état de réaction qui se prolonge d'habitude de deux, trois, neuf jours et plus dans les cas graves. Cependant on peut adopter la moyenne de quatre à neuf jours. Parmi les autres complications qui peuvent survenir, nous devons mentionner la diphthérie laryngée, la pharyngite, la bronchite, la pneumonie, les dysenteries et autres complications. Nous n'entrerons pas dans la description de tout ce qui peut suivre le choléra, les troubles profonds de la circulation étant susceptibles d'amener des congestions et des inflammations de toute sorte.

———

CHAPITRE VII.

Marche, durée et mortalité du choléra. Diagnostic et pronostic. Anatomie pathologique. Résistance à la putréfaction du corps des cholériques. Altérations du système nerveux, des organes circulatoires du sang. Etat de l'appareil respiratoire, de l'estomac, du gros intestin et de l'intestin grêle. Rate. Foie. Vessie. Reins.

Marche, durée et mortalité du choléra. — La marche de la maladie est très variable, et chaque épidémie a en quelque sorte la sienne. Ainsi s'explique comment certains symptômes peuvent manquer, ou revêtir un caractère de gravité bien moindre au début de l'épidémie que lorsque l'explosion du fléau est complète. Quelquefois on peut observer toutes les transitions depuis la simple diarrhée cholérique jusqu'à l'attaque mortelle en quelques heures. On a même vu dans des cas graves très peu d'évacuations et même leur absence complète. C'est le choléra sec. Les crampes peuvent être très intenses ou très faibles, même entièrement absentes. Dans les cas foudroyants, la rapidité avec laquelle vient le collapsus est extraordinaire; la cyanose, les évacuations semblent tout à fait secondaires. En Europe, on rencontre d'habitude la forme la plus douce, si l'on peut donner cette épithète à une aussi terrifiante maladie, et bien qu'il soit impossible de fixer à l'avance quelle sera la marche d'un cas particulier, nous pouvons cependant établir une certaine ligne de démarcation entre les cas graves et les cas légers. La distinction se fait bien moins sur le caractère des évacuations que sur l'absence de délire, la conservation du pouls, le degré moindre d'algidité et la réaction parfaite.

Dans les cas plus graves, le collapsus peut se montrer pendant l'attaque. Joint à l'absence complète de pouls, le frisson, l'algidité, la cyanose, les évacuations involontaires, il constitue avec l'état typhoïde un ensemble extrêmement alarmant, qui entraîne la mort des malades.

Les gens âgés ou les jeunes enfants ressentent plus gravement même les formes légères de la maladie; il en est ainsi des malades, et cela peut se constater tous les jours dans l'Inde, de même que l'explosion de 1849 à la Salpêtrière eut des résultats inconnus dans l'histoire des précédentes épidémies.

Durée. — La durée de la maladie est sujette à autant de variétés qu'on en rencontre dans sa marche. Les symptômes prémonitoires peuvent avoir existé quelques jours ou quelques heures seulement, et même ils peuvent manquer. Dans l'Inde, la durée de la maladie est décidément plus courte qu'en Europe, et tous les stades peuvent être parcourus en quelques heures, en un jour, un jour et demi, et alors se terminer par la convalescence ou la mort, tandis que, dans notre pays, il a été établi par des autorités compétentes que la durée habituelle est de deux à cinq jours et même d'une semaine, sans compter les cas dans lesquels l'état typhoïde ou quelque autre complication amène une prolongation de durée.

Mortalité cholérique. — La mortalité de l'affection est également très difficile à établir avec exactitude, attendu que c'est seulement dans ces dernières années que des statistiques complètes, comprenant les cas bien nets de choléra et les cas de cholérine, ont été dressées, et encore elles sont sujettes à de grandes variations, eu égard aux malades eux-mêmes et à la proportion de la population.

En Orient, d'après ma propre expérience et ce que j'ai entendu dire à mes confrères, la mortalité est de 75 sur 100 malades, et même elle a dépassé ce chiffre, tandis que, en Europe, la moyenne est de 50 pour 100.

L'âge, ainsi que je l'ai déjà montré, établit une différence qui peut s'appliquer aux quatre cinquièmes des cas ; les conditions déplorables de l'hygiène, l'alcoolisme contribuent à augmenter la mortalité. Un fait curieux est que celle-ci n'est pas du tout en rapport avec l'extension de la maladie. Une forme légère et une épidémie de courte durée causent souvent plus de décès qu'une épidémie très étendue et se prolongeant longtemps.

Dans les endroits où les conditions étiologiques sont à peu près les mêmes, il est naturel de supposer que le chiffre de la mortalité varie en raison directe des circonstances hygiéniques. Rien de positif cependant ne peut être établi à ce propos ; la mortalité peut être à peu près nulle, tandis que dans des centres de population vivant dans des endroits malpropres et non ventilés, elle peut, au contraire, dépasser les limites de l'imagination.

Diagnostic et pronostic.— Il me reste très peu de chose à dire à ce sujet. D'habitude, au début de la maladie, quand il n'y a qu'une simple diarrhée, il n'y a pas de diagnostic possible à établir, bien que l'on doive avoir des craintes si l'on sait que le choléra existe dans le voisinage. Mais quand l'affection est bien déclarée, elle est assez caractéristique pour empêcher toute confusion, excepté dans le cas où l'on ne serait pas en temps d'épidémie.

Les formes les plus graves de choléra nostras n'offrent point les selles riziformes. Les crampes, la cyanose et les autres symptômes pathognomoniques de l'affection, s'ils se montrent, le font séparément et sans régularité.

Les seuls symptômes qui se rapprochent de ceux du choléra sont occasionnés par les poisons minéraux, tels que l'arsenic, l'antimoine, le sublimé corrosif. L'histoire de la maladie, les traces laissées sur la bouche, les vomissements précoces et moins intenses survenant avant la diarrhée, et celle-ci moins copieuse, mélangée de sang et accompagnée de ténesme, suffisent en général pour vous mettre sur la voie du diagnostic. En dehors des empoisonnements aigus, on a souvent comparé les symptômes du choléra aux hémorrhagies, aux chocs violents du système nerveux et à la fièvre intermittente avec ses périodes de collapsus et de réaction. Mais tous ces états ont leur histoire particulière et leur caractère bien marqué. Ils forment des états variés, très distincts, qui n'induiront point en erreur l'observateur qui, après avoir pris la connaissance complète des symptômes du vrai choléra asiatique, ne manquera pas de trouver que son diagnostic est une chose simple et aisée.

En considérant la prognose, elle n'est aisée que dans les cas très légers et dans ceux qui sont très mauvais. En étudiant la marche, la durée et la mortalité, j'ai fait ressortir quels étaient les points relatifs à l'influence de l'âge, de la santé, du caractère des épidémies, et je n'ai plus rien à ajouter.

Le pronostic est moins favorable quand l'affection est très rapide, la soudaineté du collapsus prouvant la violence de l'attaque et ne permettant aucun traitement efficace. Les chances de guérison sont beaucoup moindres au commencement d'une épidémie, les premiers cas étant en quelque sorte presque toujours mortels.

Anatomie pathologique. — Dans l'étude de l'anatomie pathologique de cette affection, nous trouvons certaines lésions d'un caractère particulier, mais comme elles sont plutôt des conséquences que des causes de la maladie, on ne peut point dire qu'elles possèdent aucun caractère pathognomonique et, en résumé, de telles lésions correspondent au stade ou à l'époque du décès du malade.

Résistance à la putréfaction. — Les corps des personnes mortes du choléra résistent à la décomposition d'une façon remarquable, ce qui est dû à la suppression des parties aqueuses du sang. Il n'y a pas de persistance de rigidité musculaire, on note de même l'absence de modification dans les traits et les autres parties du corps.

Système nerveux. — Il n'y a pas grand'chose à y observer. Le liquide céphalo-rachidien est absent dans les cas rapides, mais augmenté, au contraire, dans les cas qui se sont prolongés. Il y a peu de liquide dans les ventricules dans l'un et l'autre cas ; les méninges et les sinus sont remplis de sang dans les cas dont la terminaison a été promptement fatale, tandis que, lorsque la mort s'est fait longtemps attendre, on a trouvé la pie-mère avec une hyperhémie marquée et parfaitement sèche.

Organes de la circulation et état du sang. — Les organes de la circulation et le sang offrent l'état suivant : Le liquide péricardique peut être normal ou légèrement augmenté, mais le cœur lui-même est d'habitude plus ou moins contracté avec des ecchymoses nombreuses à sa surface aussi bien que sous la couche viscérale du péricarde.

Les cavités droites sont d'habitude remplies de sang, épaissies, et contenant des caillots noirâtres dans le cas de mort rapide. Quand au contraire la mort survient lentement, le sang est noirâtre avec des coagulations se continuant dans les branches de l'artère pulmonaire, et même dans les gros vaisseaux veineux. Au point de vue clinique, le sang est peu altéré ; quelques auteurs ont remarqué l'augmentation d'urée ou de carbonate d'ammoniaque, et Virchow a signalé dans les caillots une grande quantité de globules blancs.

Appareil respiratoire. — Les organes respiratoires sont fort peu altérés ; dans tous les états on trouve les poumons congestionnés et œdémateux, tandis que la membrane muqueuse de la trachée et des bronches est couverte d'un mucus qui devient purulent dans les cas longtemps prolongés qui se terminent par la mort.

Appareil digestif. — Rien de particulier dans la partie supérieure du tube digestif. Les glandes de l'œsophage peuvent être augmentées de volume et l'épithélium, détaché par places, a été trouvé recouvert de membranes diphthéritiques.

L'estomac dans les cas de mort rapide contient, en plus ou moins grande quantité, un liquide blanc floconneux, l'équivalent des évacuations d'eau de riz, mais dans d'autres cas il a été trouvé vide et rétracté. La membrane muqueuse offre des taches ecchymotiques, et est couverte d'une couche épaisse de mucus.

Gros intestin et intestin grêle. — Le gros intestin est en général peu affecté à l'exception de ses glandes ; mais, dans l'intestin grêle, nous avons quelque chose de constant dans le choléra, sans être absolument spécial à cette affection. Chez les sujets qui ont succombé pendant l'attaque, on le trouve pâle ou jaunâtre avec de petites ponctuations rouges ou violettes par places. Sur la plus grande partie de son étendue se montrent de petits corps opaques dus à la saillie des plaques de Peyer et des follicules clos.

Les follicules clos arrivent jusqu'à atteindre le volume d'un petit pois, tandis que les plaques de Peyer sont très proéminentes et présentent une surface granulée. Si nous les sectionnons, nous trouvons un liquide grisâtre avec de fines granulations et de petites cellules nucléaires, mais pas de leucocythes.

Dans les cas de mort après réaction ou bien dans la fièvre secondaire, le canal intestinal contient parfois un liquide sanguinolent, et on le trouve par places injecté d'une façon intense, tandis que l'on observe fréquemment des exsudats diphthéritiques et des ulcérations semblables à celles de la fièvre typhoïde. Dans le gros intestin et dans l'intestin grêle, les glandes ne sont point aussi larges et aussi proéminentes que dans les cas précédents, et offrent comme un degré rétrograde vers la guérison. Elles sont plus plates, quoique anormalement surélevées et ratatinées. Leur couleur est plus sombre, et si la maladie s'est très longtemps prolongée, toute odeur semble avoir disparu ; et les glandes sont seulement plus épaisses et décolorées.

Les caractères d'une colite secondaire de nature diphthéritique ou dysenterique se rencontrent seulement dans certaines épidémies, tandis que dans d'autres ils sont entièrement absents, autre preuve qui vient à l'appui de ce fait, que les différentes explosions de la maladie offrent certains attributs particuliers au pays et à la localité.

La rate et le foie. — La rate, dans les cas rapidement mortels, est plus petite qu'à l'état normal, d'apparence plissée et rétractée, mais dans les cas prolongés, particulièrement dans ceux qui ont des complications typhoïdes, elle est augmentée de volume.

Le foie dans les mêmes conditions est congestionné, et dans les cas prolongés il devient pâle, piqueté de taches jaunes et rouges, montrant par places de la dégénérescence graisseuse, tandis que la vésicule biliaire est distendue par une bile noirâtre dans le premier cas, qui devient d'un gris clair dans le second.

Vessie et reins. — La vessie est contractée et ne contient pas d'urine, tandis que les reins, même dans les cas où la mort a été prompte, sont augmentés de volume, gorgés de sang sous forme de raies et de pointillé. La capsule est plus adhérente que d'habitude, la substance corticale est épaissie et jaunâtre ou rouge. On aperçoit les corpuscules de Malpighi comme de petits points rougeâtres.

Dans les canalicules urinaires il y a une prolifération épithéliale très marquée et les cellules sont œdémateuses, contenant un liquide laiteux consistant en un grand nombre de granulations de nature albuminoïde, susceptibles de se dissoudre dans l'acide acétique.

Tous ces changements s'observent dans les cas mortels, même dès le début, et montrent combien prompte est l'altération des reins dans cette maladie. La dégénérescence continue à faire des progrès et l'organe est bientôt entièrement décoloré; des tubes épithéliaux, un liquide albumineux abondant, des cristaux d'acide urique s'y trouvent en très grande quantité, tandis que l'augmentation de la graisse est démontrée par la présence de gouttelettes et de granulations huileuses dans l'épithélium des canaliculi et dans les tubes.

QUATRIÈME PARTIE

CHAPITRE VIII.

TRAITEMENT.

Théories relatives au traitement. Prophylaxie. Prophylaxie internationale. Mesures prophylactiques pour une localité menacée.
Règles à observer lorsque le choléra a fait son apparition dans
quelque contrée. Désinfection pendant une épidémie de choléra.
Protection individuelle. Traitement du choléra dans ses diverses
phases. Invasion. Collapsus. Réaction. Suites.

En abordant la question du traitement, on se
demande d'abord si nous sommes capables d'utiliser
nos connaissances relatives au début de la maladie, et
si les vues théoriques sont applicables à la réalité.

Il est aisé de dire : donnez des opiacés et des astringents pour combattre les évacuations, des stimulants
pour maintenir l'activité vitale, soutenez le système
nerveux, rendez au sang l'eau qui lui manque ; par
des applications externes ramenez la chaleur du corps
et par des agents appropriés agissez sur la sécrétion
biliaire et urinaire.

Tout cela a été fait : la liste des médicaments, la description des différentes théories de traitement et le
mode d'application rempliraient un volume et nous con-
duiraient à cette triste conclusion que nous ne possédons encore aucun spécifique comme la quinine dans
les fièvres intermittentes, et que les mesures prophy-

lactiques, l'hygiéne et un traitement approprié des symptômes doivent être l'unique base du traitement, Cette conclusion nous conduit à l'expectation pratiquée avec succès dans beaucoup de maladies contagieuses plus légères et moins graves que le choléra. Mais ici nous nous trouvons en présence d'une affection qui agit avec une rapidité extraordinaire et l'expectation ne doit pas être conseillée. Si jamais remède spécifique a été nécessaire, c'est pour le choléra ; malheureusement nous ne le possédons point encore, et on sait combien son absence est pénible au médecin qui se trouve au chevet d'un mourant. Certainement il y a de grandes difficultés dans la recherche d'un remède, et même les statistiques ne nous indiquent guère quelle direction il faut suivre pour un traitement. Le début soudain de la maladie, la rapidité de son action, l'affluence des malades dans les hôpitaux en temps d'épidémie rendent fort difficile l'appréciation du stade de l'affection et du traitement approprié à chaque cas spécial. Une autre difficulté dans l'étude de l'action des médicaments dans le choléra, c'est que le plus grand nombre des docteurs européens et étrangers ont rarement l'occasion d'étudier soigneusement la maladie, attribuant une fausse importance aux symptômes qu'ils ont remarqué dans les quelques cas qu'ils ont eu à soigner. Dans l'Inde on a de plus grandes occasions de faire cette étude, mais dans cette contrée la routine est considérable, et les remèdes employés par nos aïeux sont encore en vigueur, et, en temps d'épidémie, le médecin civil ou militaire n'a pas le temps de se mettre à l'étude d'un tel problème, et il doit se borner à quelques notes rapides qu'il recueille au milieu de la confusion et du désordre qui l'entourent, et qu'il devra ensuite compléter de mémoire.

C'est ce qui a conduit les observateurs à tourner leur attention du côté de la prophylaxie de l'affection dès son début, la destruction de son foyer, et la prévention de son extension. Sous ce rapport, tout ce qui a été possible a été fait, et nous pouvons affirmer que si le mal indien visitait encore nos contrées, bien que nous ne puissions espérer en conjurer entièrement toutes les conséquences, notre hôte désagréable serait tenu en échec dans ses dévastations.

On peut dire toutefois que le traitement du choléra est de nature double, prophylactique et thérapeutique, et que les questions se rattachant aux mesures prophylactiques, de règle internationale, avant et après l'attaque, sont le point capital devant attirer notre attention, et que nous allons brièvement examiner.

Prophylaxie générale internationale. — La prophylaxie internationale est dirigée contre l'importation du choléra et sa dissémination, mais n'a pas encore atteint les résultats que l'on en attendait, chose facile à expliquer lorsque nous considérons quels sont les obstacles qui s'opposent à l'exécution des mesures sanitaires.

Se conformer d'une façon unanime à toutes les règles internationales dans chacune des contrées menacées

par une épidémie, et suivre les deux indications principales des quarantaines et des établissements de cordons sanitaires est presque impossible au point de vue
scientifique, social et politique. Pour être absolus,
tout cordon et toute quarantaine ne peuvent être pratiques que lorsque les points d'accès à une contrée
sont peu nombreux, et les relations avec les autres
pays très bornées. Un large accès par la mer, une
grande frontière rendent presque impossible l'application des mesures sanitaires.

La quarantaine ou l'isolement des vaisseaux provenant des endroits où règne la maladie ne doit pas
être abolie, mais exécutée d'une façon plus stricte
qu'elle ne l'a été jusqu'ici.

Elle semble n'avoir pour but que d'arrêter l'entrée
du fléau à l'un des points par lesquels il a jusqu'ici
pénétré en Europe, l'Egypte et la Méditerranée. Il y
a, je crois, peu de chance qu'un système général de
quarantaine stricte soit observé. Les moyens d'éluder
la loi sont nombreux, les ennuis qui en résultent pour
les individus et le commerce sont considérables et si
on considère que des personnes avec une diarrhée
légère et même bien portantes peuvent propager la
maladie, les quarantaines paraissent inutiles à moins
qu'on ne les prolonge un temps impossible à supporter
pour quelque contrée que ce soit.

Quant à ce qui regarde l'isolement des places affec-
tées, par des cordons militaires, il y a peu de chose à
en dire, de nombreuses preuves démontrent combien
fréquemment dans les épidémies, le choléra s'est étendu

sans s'inquiéter d'un double ou même d'un triple cordon sanitaire.

Aussi, les règles prescrites sont généralement éludée spar les individus, etmême, au point de vue politique il est difficile de les observer. Malgré le fléau, de grands mouvements de troupes sont souvent nécessaires en temps de choléra.

Donc pour désarmer l'épidémie il faut l'attaquer dans l'Inde, et arriver à ce but est une tâche au-dessus de nos forces.

L'espoir qu'en adoptant même de semblables mesures on supprimerait l'affection dans le Bengale me semble illusoire. Décider des mesures sanitaires pour une contrée aussi vaste que l'Inde est impossible, et le mieux, jusqu'ici, que les gouvernements aient à faire, ce sont les quarantaines, les cordons sanitaires, la suppression des foires, des pèlerinages, des mouvements de troupes, pour empêcher l'extension du mal. Ajoutons qu'au lieu des mesures violentes on ferait mieux d'employer des moyens humanitaires et de mettre les soins médicaux à la disposition de tout le monde dans les gares, les ports, les hôtels, partout où des foules viennent se réunir de différents endroits. Que des affiches soient mises de tous côtés pour avertir ceux qui souffrent de diarrhée légère d'avoir à chercher l'assistance médicale, tandis que toutes les précautions seront prises soigneusement et assidûment pour assurer la désinfection sur une large échelle.

Mesures prophylactiques pour une localité menacée. —

Parmi les règles qui doivent être observées, il faut mettre au premier rang *l'isolement* complet de ceux qui viennent des endroits affectés, et, dans toutes les régions où ils auront séjourné, il faut pratiquer la désinfection aussi complète que possible. La ville entière, ou la localité menacée sera préalablement nettoyée : les rues, les cours, les maisons seront mises en état de parfaite propreté. Toute eau stagnante devra être drainée, ainsi que tous les tuyaux de conduite des égouts. Les voiries devront être éloignées de la ville et mises sous la surveillance de la police. Celle-ci, qui aura à vérifier la nourriture et les denrées alimentaires, devra apporter le plus grand soin à confisquer et détruire tous les fruits et les légumes pourris ou endommagés, et à s'assurer que toute la nourriture est de bonne qualité. Elle fera de même pour l'examen des liqueurs, des spiritueux et des boissons. Enfin, sans alarmer la population, les autorités feront élever des constructions temporaires, et emploieront les établissements déjà existants, comme les hôpitaux, pour recevoir dans des caves spéciales les évacuations et empêcher ainsi la formation de centres d'infection qui favoriseraient et aideraient la diffusion de la maladie.

On organisera des sociétés de charité pour donner aux pauvres la nourriture, et pourvoir à leurs besoins, on créera des comités civiques et médicaux aussi bien pour le matériel nécessaire, lits et literie, que pour l'établissement d'endroits où l'on transportera les cadavres immédiatement après la mort.

Règles d'observer lorsque le choléra est survenu dans une localité. — Aussitôt que le fléau se sera déchaîné, il sera nécessaire de redoubler la propreté et la ventilation des appartements. Il faudra apporter le plus grand soin à la purification de l'eau dont on fait usage, et se prémunir contre les effets nuisibles de la nourriture et de l'eau de mauvaise qualité. Il y a une importance capitale à ce que les gens atteints de diarrhée viennent de suite chercher le médecin, et l'on mettra à la disposition du public tout le matériel de désinfection dont il pourra avoir besoin. Un système excellent est l'inspection des maisons et l'assistance aux ignorants au moyen de conseils des habitants plus instruits, et aussi l'installation de centres médicaux pourvus de tous les moyens nécessaires au traitement et au transport. Si la maladie fait rage à un endroit, et si les conditions hygiéniques sont mauvaises, il vaut mieux pour un temps abandonner la localité et établir des constructions provisoires et spacieuses, n'importe où, pour les habitants. On doit se rappeler que cette règle a produit d'excellents résultats dans les différentes cités européennes, et que les troupes des Indes se sont admirablement trouvées d'un établissement en rase campagne, après avoir quitté leur camp et leurs baraquements. Il faut recourir à la force pour faire exécuter ce précepte important dans le plus bref délai, si la persuasion ne pouvait réussir.

De grands magasins bien pourvus de désinfectants, des endroits où l'on purifiera le linge, les vêtements, les lits et la literie doivent être organisés, et, tout en essayant de calmer les craintes de la population, il ne faut pas dissimuler le danger qui existe en essayant d'éviter la panique et en excitant les populations à faire tous leurs efforts pour arrêter les progrès de l'ennemi.

Désinfection pendant une épidémie de choléra. — Maintenant qu'il est de croyance générale qu'un germe organique de nature spécifique est la cause du choléra et pénètre l'économie, soit en venant de la terre, de l'air, de l'eau, des égouts, des fosses d'aisance, on comprend que le but de la science soit de détruire ou de prévenir autant que possible l'action néfaste de ces germes avant et après leur entrée dans l'organisme. Les agents chimiques et autres poudres désinfectantes ont, dans des cas semblables, montré leur efficacité, et bien que le chlorure de chaux soit le plus ancien ainsi que l'acide sulfurique, le permanganate de potasse, il n'en reste pas moins établi que l'acide phénique est le meilleur antiseptique et antimycétique connu, et voici à ce sujet quelles sont mes remarques. L'acide pur mêlé à l'eau est la meilleure préparation, et quand il y a de grandes accumulations d'évacuations, il en faut de 6 à 8 onces (180 à 240 gr.) dans autant de pintes d'eau (3 litres et demi à 4 litres et demi) par jour. Pour les water-closets, la moitié de cette quantité est suffisante ainsi que pour tous les autres réceptacles des évacuations. On peut aussi en répandre une certaine quantité sur le sol dans les appartements, pour détruire les germes qui flottent dans l'air. Les vêtements souillés et la literie peuvent être arrosés de la même façon avec une solution de 2 à 3 p. 100.

Les objets tels que les matelas seront soumis à une température de 212° Farhenheit. Pour que la désinfection soit efficace, on ne doit point épargner les agents chimiques, dont il faut employer une plus grande quantité pour détruire les germes actifs que pour prévenir leur développement. Un autre point important est de savoir apprécier la différence qui existe entre la désinfection et la destruction des odeurs. La destruction des odeurs porte seulement sur une partie des produits de fermentation ou de décomposition. Pour être complète, la vraie désinfection doit être plus profonde, et atteindre la cause fondamentale de tous ces organismes cholériques.

Protection individuelle. — L'hygiène la plus régulièrement suivie joue un rôle important et il faut avoir grand soin d'éviter tous les troubles digestifs, les excès quels qu'ils soient, intellectuels ou corporels. On devra s'abstenir de tout contact inutile avec les cholériques, des visites qui ne seront pas nécessaires dans les maisons où sévit la maladie ; le traitement de la moindre diarrhée ou de quelque trouble abdominal est capital pour la sauvegarde individuelle. La crainte de contracter la maladie influence, dit-on, les personnes, et les rend aptes à en être atteintes. Je n'ai point d'opinion à ce sujet, mais si quelque cas analogue se présente chez un individu craignant constamment d'être pris par l'affection et ne songeant qu'à elle, je pense qu'il est préférable de l'éloigner s'il est absolument incapable de rien faire dans l'intérêt public ou privé, et, si c'est vous-même qui y êtes sujet, agissez de la même manière, car ne pouvant rendre aucun service, votre crainte ne peut qu'influencer désagréablement les autres.

Traitement du choléra dans ses diverses phases. — Il est impossible de tracer quelque traitement particulier du choléra, car il doit varier suivant les cas particuliers, le caractère de l'épidémie, et nous devons envisager celle-ci en général et non les symptômes particuliers. Si la maladie ne s'arrête pas au début ou avant le collapsus, les remèdes donnés à ce moment ne seront probablement pas absorbés ; cependant les vomissements et les évacuations ont une tendance à se calmer à un moment donné, la circulation et l'aération du sang sont suspendues, et la sécrétion de la bile et de l'urine cesse.

Avant que le collapsus, devenant complet, ne se termine par la mort, il y a une tendance à la réaction qui, si elle est parfaite, ramènera graduellement la circulation et la chaleur animales et aussi plus ou moins lentement la sécrétion urinaire. Si la réaction a lieu, le retour à la santé a lieu également, à moins d'un nouveau collapsus ou d'une convalescence troublée par des complications cérébrales ou autres. C'est pourquoi le pouvoir d'absorption n'existant plus dans les derniers stades, il est clair que nos seules

chances d'arrêter le développement des symptômes
est à la première période, et que notre mode de traitement doit être prompt et actif dans le but de prolonger
la maladie et de modérer sa violence. Nous arriverons
à ce résultat en soutenant les forces du malade, en mo-
dérant les vomissements et les évacuations excessives,
en aidant la circulation et l'aération du sang autant
que nous le pourrons, en tâchant de compenser les
sécrétions supprimées, et enfin en veillant sur les diverses complications ultérieures qui peuvent se produire.

Nous avons déjà dit que le traitement précoce de la
diarrhée prémonitoire est sans doute notre moyen le
plus important de prophylaxie, et, sans aucun doute,
quelqu'un qui, au moment d'une épidémie de choléra,
se soumet dès le début au traitement médical, échappe
souvent à la forme la plus grave de la maladie. Les
moyens employés pour combattre cette diarrhée sont
identiquement les mêmes que pour n'importe quelle
autre diarrhée, mais le nombre des spécifiques que
l'on a imaginé est innombrable. Je ne m'arrêterai pas
sur ce sujet, ainsi que sur les moyens adoptés pour
combattre la maladie dans sa dernière période. Je dirai
seulement quel est le traitement que j'ai suivi dans
diverses épidémies graves, et qui, s'il n'a pas le mérite de la nouveauté, comme tant d'autres remèdes
qui ont lutté en vain avec le fléau dans le lieu de son
origine, a au moins celui d'être extrêmement efficace.

Les astringents constituent une classe de médicaments auxquels on est obligé d'avoir recours en dépit de tout ce qui a été dit et écrit sur la nécessité d'éliminer le poison de l'économie au moyen des vomitifs et des purgations, dont l'action est basée sur ce que le poison ne peut être détruit dans l'intérieur même du corps. Je pense que le plus grand nombre de nos confrères ont abandonné certe idée, réellement nuisible.

L'acétate de plomb, la poudre de chaux, le nitrate d'argent combinés avec l'opium sont les principaux remèdes employés, mais, quel que soit celui que l'on choisisse, il faut le donner avec l'opium seulement, et non le mélanger avec un certain nombre d'autres ingrédients auxquels on a le tort de s'adresser trop souvent, tels que les remèdes secrets et les spécifiques, qui font toujours leur apparition au moment des épidémies de choléra.

Pour ma part, je préfère le nitrate d'argent à la dose d'un demi-grain (0,025 mm.) avec un demi-grain d'extrait d'opium trois fois par jour ou plus souvent, et si la diarrhée persiste, les astringents donnés d'une façon continue et les lavements opiacés sont. d'un grand secours.

Le malade restera au lit, évitant de prendre quelque nourriture que ce soit, et buvant des tisanes fraîches diluées. S'il a des douleurs ou une tendance aux coliques, on lui appliquera sur le ventre des fomentations chaudes, des cataplasmes ou des imbrocations de térébenthine.

Traitement pendant l'évolution de la maladie. — Si nous n'arrêtons pas la diarrhée, et si les évacuations bilieuses et colorées prennent l'aspect eau de riz du vrai choléra, et si les vomissements viennent s'y ajouter, il nous reste encore un puissant remède, l'opium, mais il faut le donner de bonne heure, *larga manu*, et sous la forme liquide.

Si les vomissements existent déjà, on administrera le laudanum à doses massives, et c'est au médecin à estimer la quantité nécessaire. Il est vrai qu'il y a une sorte de crainte en médecine pour l'emploi de ce médicament dont on redoute les effets secondaires. Je pense qu'on les a exagérés. J'ai vu moi-même administrer de grandes quantités de ce médicament avec de très bons résultats et sans aucune des conséquences désastreuses que l'on invoque contre son emploi.

Les bénéfices qu'on en peut tirer sont considérables : il calme l'esprit, diminue le sentiment de constriction à l'épigastre, et probablement il contracte la partie supérieure du tube digestif, en même temps qu'il aide à l'action des stimulants ou des astringents employés.

Toutefois, dès que l'on reconnaît que la maladie ne peut pas être enrayée à son début, il faut discontinuer l'opium, qui, cependant, si le collapsus n'est pas imminent, et si le pouls est encore bon, peut encore être utile.

Bien que tous les médicaments internes soient à peu près inutiles une fois l'attaque déclarée, il ne faut pas hésiter à recourir aux injections sous-cutanées et aux injections différentes qui, à deux exceptions près, ne donnent pas grand résultat. Les inhalations de chloroforme soulagent momentanément, tandis que les injections de morphine, bien que peu efficaces contre la maladie elle-même, allègent les douleurs et les crampes dont souffre le malade dans la seconde moitié de l'attaque.

Je n'ai pu trouver aucun agent capable de diminuer la soif ardente et les nausées qu'en donnant de petits fragments de glace à sucer au malade ou du soda glacé avec de l'eau de Seltz, ou mieux un peu d'eau ordinaire avec de l'acide phénique; toutefois, je dois avouer que ce dernier essai ne m'a pas donné grand résultat dans l'Inde. Les indigènes croient à l'efficacité de l'eau pure dont ils absorbent des quantités considérables; je pense que de l'eau avec de l'acide phénique est supérieure à toutes les autres boissons, mais j'appuie sur ce fait que l'on doit la donner en quantité modérée, à des intervalles courts et répétés.

Les stimulants, l'alcool sous ses différentes formes, l'éther, l'ammoniaque, peuvent être utilement employés, mais le champagne de qualité supérieure est au-dessus de tout le reste. Puis, par des applications externes, il faudra tâcher de venir en aide à la circulation capillaire, de diminuer les crampes, et pour cela il est bon de faire un massage constant avec de l'huile chaude, qui semble bien supérieure au courant d'air chaud, aux bouteilles d'eau chaude, aux fomentations, qui exagèrent plutôt l'état déplorable du malade. Les bains chauds donnent, sans aucun doute, du soulagement, mais ils doivent être évités, ainsi que tout ce qui nécessite le changement de la position horizontale. L'air de l'appartement doit être frais, et le visage des aides doit être souriant et non morne et désespéré, afin de ne pas abattre davantage encore l'esprit des malades. Tous les parents ou tous les amis incapables de dissimuler leur émotion doivent être écartés.

Traitement de la période de collapsus. — Si, malgré tous nos efforts, le malade entre en collapsus, il n'y a plus de médicaments à lui administrer, et tous nos efforts doivent tendre à lui procurer quelque soulagement. On lui donnera à boire pour empêcher la soif, et aussi quelques stimulants dont on suivra l'effet sur le pouls et la respiration. A toutes les périodes, des grandes quantités de vin ou d'alcool sont nuisibles, mais surtout à celle-là. Toutes les mesures violentes dans le but de stimuler le patient doivent être évitées, mais le massage sera continué, et nous attendrons la période où la mort vient sans réaction ou bien la réaction se manifeste avec la lutte pour la vie.

Traitement à la période de réaction. — A ce moment-là, il y a très peu à faire. Il faut mettre le patient dans un état aussi satisfaisant que possible au point de vue du confort et de l'hygiène, éviter toute intervention inutile. Si la réaction semble reculer, il faut user modérément des stimulants et soutenir l'organisme par une petite quantité de nourriture et d'aliments solides. C'est ici particulièrement qu'il faut de grandes précautions. Si la température continue à s'élever et que tout marche à souhait, on peut donner un peu de lait, un peu de bouillon, et l'on devra procéder graduellement à l'administration de la nourriture, en se rappelant que les fautes que l'on peut commettre dans la règlementation du régime des malades convalescents paraissent être aussi funestes dans le choléra que dans la fièvre typhoïde. Il faudra surveiller avec un soin extrême le retour de la sécrétion rénale, et j'ai vu d'excellents résultats suivre l'application d'un sinapisme sur les reins, si l'urine est lente à venir. S'il y a des symptômes cérébraux, le meilleur traitement consiste en compresses froides sur la tête et sinapismes aux extrémités inférieures.

Traitement des suites de la maladie. — Les indications sont générales, elles varient avec la nature de l'épidémie, qui est loin d'être uniforme. Lorsqu'il y a tendance à la diarrhée, on la combattra avec les astringents et les amers. L'irritabilité stomacale sera surtout traitée par l'acide hydrocyanique ou le bismuth, et si les vomissements continuent, un vésicatoire avec de la morphine peut être appliqué à l'épigastre. Il faut combattre, par les moyens habituels, l'hyperthermie, et quand la fièvre secondaire prend une apparence typhoïde, on instituera un traitement légèrement éliminateur. Si la convalescence se prolonge, on doit

veiller avec soin à l'état des organes digestifs, et enfin
si, après une convalescence qui peut être longue et
penible, le malade ne semble pas reprendre ses forces,
on donnera la quinine et les toniques, et la meilleure
prescription sera le changement d'air.

TABLE DES MATIÈRES.

Paris. — A. Parent, imp. de la Fac. de médec., A. Davy, successeur, 52. rue Madame et rue M.-le-Prince, 14.